金塊■文化

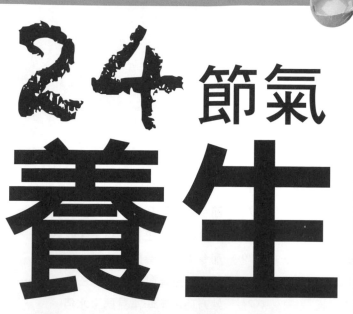

24 節氣

養生

這樣吃這樣做

王強虎◎著

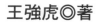

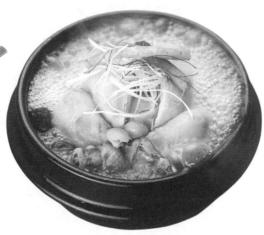

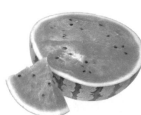

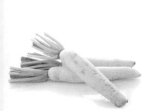

CONTENTS

   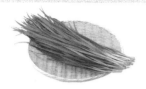

夏長

CONTENTS

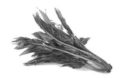 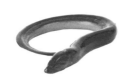 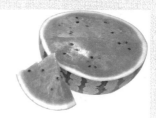

夏至

小暑

大暑

秋收

CONTENTS

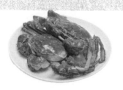 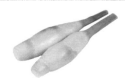 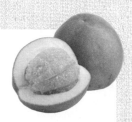

秋 分

寒 露

霜 降

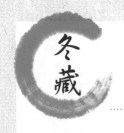

冬藏

CONTENTS

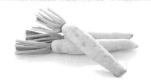
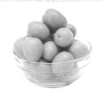
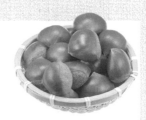

一年的四季是不同的音符，其跌宕起伏，各有風景，而四者之間又不可分割，只有其互相緊密配合，才能奏出華美的時空樂章。一年四季，氣候各異，對大地產生的影響也各不相同，而最重要的是，四季的風雲變幻使人們的生活也經歷著不同的變化，人體的氣血陰陽也隨之進行著變化。人是天地之氣陰陽交合的產物，要遵循天地自然四時生長收藏的規律，才能很好的生存。

在讀天生存的年代裡，古人們對自然規律逐漸有了認識，人們的生活方式隨著天地氣候的變化而變化，從天地之道而生。24節氣就是我國古代勞動人民隨著農業生產的發展而創立的，是一種用於指導農事的補充曆法。在歷史上，中國的政治、經濟、文化及農事活動主要集中在黃河流域地區，所以24節氣就是以這一帶的氣候、物候為依據而建立起來的。如小滿、芒種，可以反映有關農作物的成熟和收成情況，而驚蟄、清明，則反映的是自然物候現象。

我國傳統養生強調人和自然界的關係，認為人應順應自然環境、四時氣候的變化，主動調整自我，以保持和自然界的平衡，以避免外邪的入侵。《老子》云：「道法自然」，就是中醫養生的基本要求。所謂「養」，就是指保養、調養、補養之意；所謂「生」，就是生命、生存、生長之意。

根據中醫理論，人與自然界應為「形神合一」的整體，人類機體的變化、疾病的發生，與24節氣同樣緊密相連。而現如今，隨著生活節奏的加快及環境的日益惡化，人們面對的壓力和挑戰也越來越多，導致身體罹患各種慢性疾病的機率大大增加。而24

節氣養生就是根據不同節氣來闡釋養生觀點，通過養精神、調飲食、擇起居、做運動等方式，來達到強身益壽的目的。

本書以傳播中醫養生理念為主旨，通過講述24節氣養生，來為讀者提供行之有效的養生法。本書依據24節氣來劃分章節，分別從「春生」、「夏長」、「秋收」、「冬藏」，來講述中醫調養方法。本書從節令特點、養生要領、節令衣著、起居須知、節令養生食譜、節令美食、節令養生運動及本季常見疾病等方面，進行了詳細的闡述和指導，為讀者提供節氣養生秘訣，內容科學合理。相信讀者朋友們通過閱讀本書，並掌握其中的養生秘訣，同時將書中內容應用到生活當中去，一定可以達到增強體質、預防疾病、延年益壽的目的。

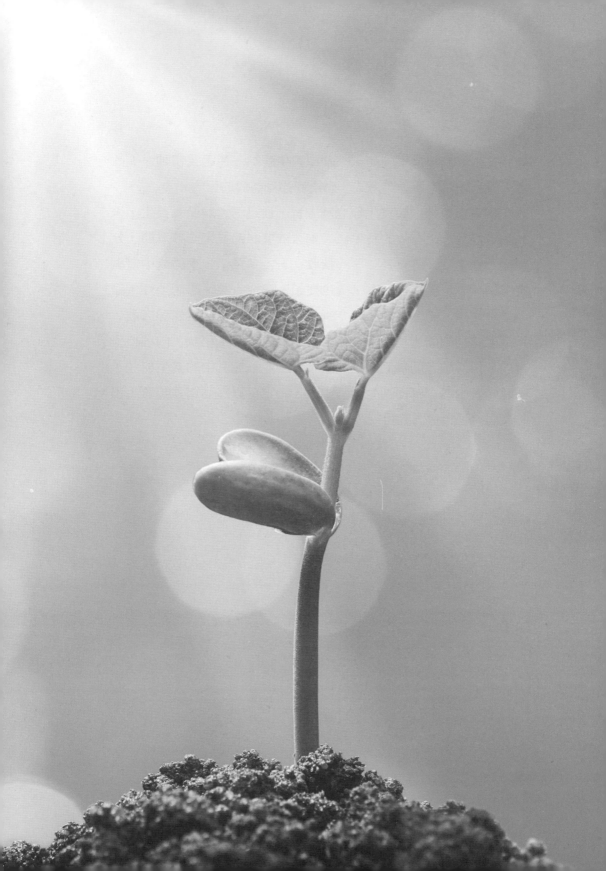

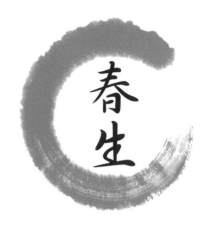

春生

　春為四時之首，萬象更新之始。《黃帝內經》裡所說：「春三月，此謂發陳。天地俱生，萬物以榮。」就是說，當春回大地之際，冰雪消融，自然界陽氣升發，萬物復甦，柳絲吐綠，萬事萬物都呈現欣欣向榮的景象。春季三個月中有立春、雨水、驚蟄、春分、清明、穀雨六個節氣，有寒氣消退，氣候變暖，萬物復甦萌發的特點。

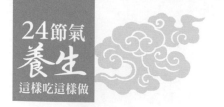

春季陰寒未盡，陽氣漸生，乍暖還寒，且天氣變化無常，溫差較大，致使人體難以適應，造成人的抗病能力下降，疾病易發。我國古老的生活諺語「春捂秋凍」即符合春季養生的原則。因此，在春季穿著宜保暖，注意防避風寒，尤其是體弱多病之人。

人體內的陽氣經過一冬的閉藏，在春暖花開，春陽生發之際，也應隨春生之勢而動，向外升發，以與天地之氣相應。唐代養生學家孫思邈說過：「養身之道，常欲小勞。」在寒冷的冬季裡，人們在室內活動較多，因而各臟腑器官功能都有不同程度的下降。到了春季，氣候轉暖，就應該加強戶外鍛煉，舒展肢體、活動筋骨。

春季氣候轉暖，萬物復甦，百花盛開，很多致病的細菌、病毒等也進入生長繁殖旺盛的階段，加之春季天乾物燥，易起大風，易引發哮喘、過敏等健康問題，因此要「避之有時」。

在飲食方面，要謹遵《黃帝內經》（以下簡稱《內經》）裡提出的「春夏養陽」的原則，宜適當多吃些能溫補陽氣的食物。春季人體之陽氣也順應自然，向上向外疏發。因此，春季飲食必須掌握節令之氣升發、舒暢的特點，注意保護體內的陽氣，使之不斷充沛，逐漸旺盛起來，凡有耗傷及阻礙陽氣的情況皆應避免。

隨著四季氣候的不同，在選擇食物的冷、熱、苦、酸、辛、甘等性味時也應有異。春季肝為主臟，酸與肝相應，可增強肝臟的機能。肝屬木，脾屬土，五行之中木能克土，容易造成肝氣太旺而克制脾胃功能，所以春季容易出現脾胃虛弱病症。唐代養生家孫思邈說：「春日宜省酸，增甘，以養脾氣。」意思是說，當春天來臨之時，要少吃酸味的食品，多吃甜味的飲食，這樣做的好處是能補益人體的脾胃之氣。

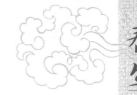
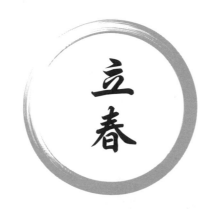

立春

節令特點

　　每年西曆2月5日左右為立春，此時地球處於太陽黃經315°。立春是一年中的第一個節氣，「立」有開始之意，表示從這一天起春天開始。立春時節萬物開始復甦，揭開了春天的序幕。立春的物候特徵包括：白晝轉長，日照、降水逐漸增多，氣溫也趨於上升。農諺有云：「立春雨水到，早起晚睡覺。」

　　立春的十五天分為三候：「一候東風解凍，二候蜇蟲始振，三候魚陟負冰。」說的是東風送暖，大地開始解凍。立春五日後，蟄居的蟲類慢慢在洞中甦醒，再過五日，河裡的冰開始融化，魚開始到水面上游動。此時水面上還有沒完全融化的碎冰片，如同被魚負著一般浮在水面。

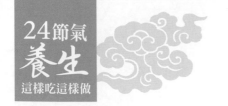
養生要領

自秦代以來，我國就一直以立春作為春季的開始。此間萬物生發、推陳出新，自然界陽氣開始升發。此時的保健養生應注意養護春季的「生發之氣」。若不注意「生發之氣」的調養，不僅會影響肌體的健康，而且可能遺患以後。

立春時節乍暖還涼，多風乾燥。在這個時候要合理地調整飲食，有目的地選擇食物，根據時令變化和自身需求，進行合理的調配和養護，以提高身體對氣候變化的適應能力。

《素問 藏氣法時論》說：「肝主春……肝苦急，急食甘以緩之。……肝欲散，急食辛以散之，用辛補之，酸瀉之。」立春時節，在飲食調養方面要考慮春季陽氣初生，應該吃些辛甘發散之品，而不宜吃酸收之味。在五臟與五味的關係中，酸味入肝，具收斂之性，不利於陽氣的生發和肝氣的疏泄，因此應當有目的地選擇一些柔肝養肝、疏肝理氣的草藥和食品。草藥可選用枸杞、鬱金、丹參、元胡等。食品則應該選擇辛溫發散的大棗、豆豉、蔥、香菜、花生等。靈活地進行配方選膳，可以起到很好的養生保健效果。

立春時節養生的另一方面，就是要防病保健。天氣剛剛由寒轉暖，各種致病的細菌、病毒開始生長繁殖，在古代稱為「溫熱毒邪」。為避免春季疾病的發生，在預防措施中，首先要消滅傳染源；二要常開窗，使室內空氣流通，保持空氣清新；三要加強運動，提高肌體的防禦能力。此外，還要注意口鼻保健。

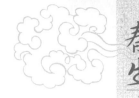

節令衣著

　　初春時節陰寒未盡，陽氣漸生，氣候趨於暖和。因此，在早春時節，許多人迫不及待地脫去厚衣服，早早地換上春裝，也有人還會在保持雙腳的溫暖和乾燥上掉以輕心。很多人此間在不知不覺中就會感到下肢酸脹不適，走路酸痛、沉重、乏力、關節僵直等。殊不知正是由於過早地換上春裝，早春的寒氣與濕氣悄悄地乘虛而入，由下而上，由表入裡，侵入骨骼、關節，尤其是裸露的腳趾與踝、膝等關節。

　　《千金要方》主張春天穿衣服適宜「下厚上薄」。《老老恆言》也說：「春凍半泮，下體寧過於暖，上體無妨略減，所以養陽之生氣。」意思是說，春天增減衣服時應該保護好腿腳，寧願熱一些，上身衣物可以適當減少，以適應暖氣上升。

　　「春捂秋凍」是古人根據春秋兩季氣候變化特點而提出的穿著養生原則。這裡需要說明的是，「春捂」指的是不要突然減衣的意思，正如現代人所認為的，要隨著天氣變化增減衣服。春寒雖不像寒冬臘月那麼冷，但由於人們穿著的變化，加之人體皮膚腠理已變得疏鬆，對風寒之邪的抵抗力有所減弱，易感邪而致病。由此，養生家認為早春宜保暖，衣服不宜頓減，以助人體抵禦外邪侵襲。因此在穿著上，立春時節要遵循「春捂」的原則，注意防寒保暖，適量增減衣服，嬰幼兒、老人、孕產婦尤其如此。

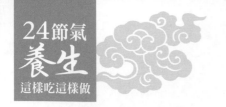

〰 起居須知

　　隨著春天的到來，人的肌體內隨萬物萌發，蘊藏著一種勃勃的生機。立春時節，冬藏結束，春生到來。在起居方面，人體氣血也和自然界一樣，需舒展暢達。這就要求人們夜臥早起，舒展形體，克服倦懶思眠的狀態，多參加戶外活動，使自己的身體與大自然相適應，力求身心和諧，精力充沛。

　　立春時節，睡前用熱水洗腳，並用雙手按摩雙足，尤其是湧泉穴，能使全身暖和、舒適，睡得更安穩。睡眠時頭部應朝向東方。早晨起來，先使頭腦清醒，再睜開眼睛。然後將雙手搓熱，閉眼熨眼幾十遍；接著將眼球左右各旋轉九遍後，將雙眼緊閉一會兒，然後猛然睜開雙眼。這樣可以祛除眼中風火。

　　由於居室緊閉一冬，會有不少灰塵積聚，在立春時節應該對居室進行除塵通風，以減少和抑制細菌、病毒繁殖，從而達到預防疾病的目的。

　　另外，早春時候睡眠上應該遵循「晚睡早起，與日俱興」的規則。人的起居作息應與日起日落相吻合。如今隨著進入現代文明社會，人們的活動已打破時間的限制，但是無節制的夜生活，給健康造成許多負面影響，亞健康已給人們帶來許多麻煩。因此，從進入春季、自然界萬物復甦的時候開始，人們應該做到晚睡早起。在早春明媚的晨光中舒展四肢，呼吸新鮮空氣，舒展陽氣，以順應春陽萌生的自然規律。

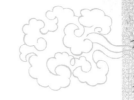

節令養生食譜

立春是春天的開始，自此萬物開始有了生機。立春時節陽氣漸生，而陰寒未盡，正處於陰退陽長、寒去熱來的轉折期，是由寒向暖過渡的時候。所以，春季氣候變化較劇烈，溫差幅度很大。由於從冬入春，人的抗病能力和氣候適應能力較弱，流行性傳染病又較多，稍不注意就有可能被感染，特別是年老體弱者和少年兒童。因此，除了日常注意防範外，更應該從飲食上進行調理，多攝入適合此季節食用的食物，以飲食助養生。這個時節的養生飲食方案如下。

 枸杞粥

材料：枸杞子30克，粳米100克。

做法：先將粳米熬成粥，起鍋前將洗淨的枸杞子放入鍋內，再煮幾分鐘即可。

適宜人群：適用於肝腎不足的腰膝酸軟、陽痿、早洩、遺精、目視物昏花、頭暈、陰血不足者。

禁忌：枸杞粥質潤，脾虛泄瀉者忌用。

枸杞子味甘、性平，歸肝、腎經。《本草綱目》說其「滋腎，潤肺，明目」，主要成分有胡蘿蔔素、維生素A、維生素B_1、維生素B_2、維生素C、甜菜鹼、玉米黍黃素及微量鈣、磷、鐵等。枸杞子為平補之品，既補陽，又滋陰，能益腎養精，平肝明目，凡肝腎不足之人，常食效果好。

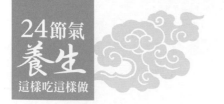

 牛奶粳米粥

材料：新鮮牛奶200毫升，粳米100克。

做法：先將粳米煮成粥，起鍋前將牛奶倒入，再煮開1～2分鐘即可。

適宜人群：適用於體質虛弱、氣血虛損、病後羸弱及呃逆、口乾、大便乾者。

禁忌：有些人消化道內缺乏消化酶，食牛奶後易腹脹、腹瀉，故此類人忌食之。

《壽親養老新書》提到「牛奶最宜老人，平補血脈、益心、長肌肉，令人身體健康、皮膚潤澤、面目光悅、志不衰」。本品無病也可常食，為老幼皆宜的滋補佳品。中老年人常食可健康長壽，兒童常食可強健體格、增加智力、促進生長。牛奶為完全蛋白質食品，也是一種全價營養食品，富含八種人體必需氨基酸，其中所含賴氨酸為少兒生長發育必需的物質，而其膽固醇含量比肉、蛋類都低。

 泥鰍燉豆腐

材料：泥鰍500克，豆腐250克，鹽、薑、蒜、蔥、黃酒、味精等適量。

做法：將泥鰍剖洗乾淨，入鍋內加水、薑等同煮；另起鍋，倒入少許食油，待油燒熱後，放入切碎的蒜末，炒出蒜香味後，放入切成小塊的豆腐，稍煎一下，即放入泥鰍湯內，改用文火燉一小時，至泥鰍爛熟，最後調入少量澱粉，再煮開，加入味精、蔥等調味品即可。

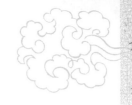

> **適宜人群：**適用於脾胃氣虛之納呆、神疲乏力，濕熱所致之濕熱
> 　　　　　黃疸、小便不利者，以及產後陰虧少乳者，還可解酒毒和
> 　　　　　硫黃毒。

　　泥鰍味甘，性平，歸脾、肺、腎經，可暖中焦。《本草綱目》說其「暖中益氣」；入腎經可補益腎氣、利小便；另外，泥鰍還可解酒。其成分含有蛋白質、脂肪、維生素、糖類、鈣、磷、鐵、煙酸、灰分等。豆腐為良好的清潤益氣之品，其味甘，性涼，歸脾、胃經。豆腐可清熱解毒，可解酒毒，解硫黃毒，還有滋陰潤燥、益氣和胃的功效，並可養血增乳，故適用於婦女產後乳汁少的補養和滋潤。泥鰍燉豆腐取二者清熱利濕、補中益氣、解毒之效，是營養價值很高的燉品。

滋補原則

　　立春時節的養生要順應春天陽氣生發，萬物始生的特點，注意保護陽氣，著眼於一個「生」字。春季是人體氣血升發的季節，猶如種子發芽。飲食應以滋補陰氣，疏通氣機兼以升發陽氣的食物為主。宜食用味甘、性溫的食品，以助陽氣升發之力；忌食酸、澀食品，以降低陽氣升發的阻力。口味宜清淡可口，忌食油膩、生冷的食物，少食辛辣刺激性食物，如濃茶、濃咖啡、白酒、辣椒等。

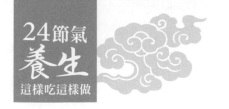
節令養生須知：初春食療應對「燥毒」

從冬季一直到來年春初，許多人都在寒冷中備受乾燥氣候的折磨。這其中，更有不少人是因乾燥而受到疾病的困擾，這就是對乾燥環境較敏感的乾燥綜合症患者。

中醫將乾燥綜合症稱之為「燥毒」，這類患者最明顯的症狀就是「欲哭無淚」，且臨床顯示，乾燥綜合症「重女輕男」。目前，雖然女性患乾燥綜合症的原因還不是十分確定，但從女性發病集中在40～50歲的年齡段不難看出，此病與更年期內分泌失調這一誘因有關。因此，更年期前的婦女應提高對該病的重視。

通常情況下，乾燥綜合症表現為以「眼乾（結膜受損）、口渴（黏膜受損）」為主。原發性乾燥綜合症可能與病毒感染及遺傳因素有關，而繼發性乾燥綜合症則常與類風濕關節炎、系統性紅斑狼瘡、硬皮病以及多發性肌炎等風濕病有關。此病實際上是內在器官和免疫力失調所致的全身變化疾病：由於外分泌腺被淋巴細胞所破壞，腺體的分泌功能逐步喪失。淚液分泌減少使患者感到眼內乾燥，並有燒灼感，嚴重者出現眼結膜感染和潰瘍，並可導致白內障和青光眼。唾液分泌減少使患者經常口乾，舌質乾裂，咀嚼吞咽困難。女性患者還伴有陰道乾燥、外陰萎縮等症狀。

中醫治療這種疾病，臨床上主要以「養陰補氣」為主。除此之外，中醫「三分治，七分養」的食療原則對乾燥綜合症患者尤為適宜。日常飲食中，患者應遵循「多汁、鮮、嫩，忌食辛辣」的原則。在選食中，宜多偏重益氣養陰的山藥、馬鈴薯、白薯（以紅瓤為佳），補腎的核桃和骨頭湯，健脾的紅棗，富含維生素C的山楂、番茄

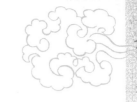

及富含B族維生素的胡蘿蔔等。口腔乾燥明顯者可經常以麥冬、沙參等中藥泡茶飲用。另外還應該特別注意口腔衛生，餐後及時刷牙，儘量少吃甜食。一旦出現口腔感染和齲齒，應及時治療。

節令中藥養生：立春上火吃對藥

初春時節，氣候乾燥，冬天寒氣未散盡，陽氣已經開始生發，於是「上火」成了多發病。不少人口角發炎、眼睛乾澀發紅，甚至大便乾結，小便發黃，牙齦、咽喉腫痛等，這時人們都會選擇服用祛火藥。

造成人們「上火」的原因有很多，多由於飲食起居不當引起，一般分為外感之火和內生之火兩種。外感之火主要與自然界的氣候變化相關，如春天乾燥，屬於溫熱的氣候，這種條件下人體就容易上火；而內火的產生則主要與人們日常生活中的飲食結構、消化代謝功能、體質及情志變化等密切相關，此外，還與人體免疫功能、某些維生素及微量元素的缺乏有一定的關係，「上火」屬於中醫所說的熱證範疇。但不論內火還是外火，都是因人體臟腑功能失調而引起的。

「上火」後首先應分析原因，不可隨便服祛火藥。通常，人體「上火」時都處於一種亞健康狀態，用藥不當，盲目「敗火」可能適得其反。此外，由於「上火」證虛實不同，部位不同，臟腑不同，服用中藥「降火」最好由中醫師來辨證用藥。特別是女性，更不能亂用「降火」的寒涼性藥，如果藥不對症，不僅不能「敗火」，反而對身體有害。

中藥「降火」具有獨特的功效。根據患者不同的症狀、年齡和性

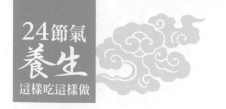

別，按「滋陰清熱、清熱瀉火、解毒消腫」的用藥原則，辨證用藥。有咽喉乾燥疼痛者可用菊花、金銀花、生甘草、膨大海泡水喝；牙齦腫痛可以服用牛黃上清丸，但同時有腹瀉、腹痛者不宜服用；口乾舌燥、鼻出血兼有痰多咳嗽症狀者可用羚羊清肺丸等；口舌、鼻內生瘡，口角發炎者可選用黃連上清片、三黃片等，或外用西瓜霜；小便黃赤可服淡竹葉水；治療上火引起的便秘，可用決明子煮水加入適量蜂蜜後飲用。

另外，小兒易發肺火，出現肺熱鬱閉、痰熱咳嗽的患兒可服用通宣理肺丸、麻杏石甘草湯；而陰虛肺熱、雙顴潮紅、咽乾消瘦者可服用養陰清肺口服液。青壯年人易發肝火，可口服杞菊地黃丸；中年人易發胃火，可用龍膽瀉肝湯；老年人易發虛火，可用知柏地黃丸。婦女易發心火，可用棗仁安神丸。如果是由於情緒變化引起肝火上升，還應注意調節自己的心態，儘量避免大喜、大悲和焦慮煩躁等情緒。

降火除了用藥，在飲食上也應注意，「上火」期間應嚴格做到少吃或不吃辛辣的食物，不喝烈酒，做到多魚少肉，特別是應少吃牛羊肉及火鍋等。還可適當多吃一些帶寒涼性質的水果蔬菜，如西瓜、梨子、葡萄、苦瓜及其他帶有綠葉的蔬菜。

節令美食：春餅

每年立春日，北方人都要吃春餅。這是北方的一種民俗食品。立春季節，春回大地，大蔥已出嫩芽，稱羊角蔥，鮮嫩香濃。吃春餅抹甜麵醬，卷羊角蔥，稱為「咬春」。春餅是一種烙得很薄的麵餅，用溫水和麵擀成軟麵團，放置案板上擀薄，然後用餅鐺烙熟，卷上炒好

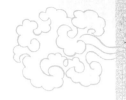

的青菜即可。青菜一般用豆芽、菠菜、韭黃，再加上粉絲，也有加肉的。

　　春餅是歷史悠久的小吃品種。立春吃春餅，是人們對「一年之計在於春」的美好祝願，因此這一習俗一直延續至今。吃春餅的習俗起源於晉朝，興於唐朝。《關中記》中記載唐人於「立春日作春餅，以春蒿、黃韭、蓼芽包之」，並將它互相贈送，取迎新之意。有記載說，宮廷用薺菜迎春耕做的春餅是「翠縷紅絲，金雞玉燕，備極精巧，每盤值萬錢」。

節令養生運動：散步

　　立春時分進行鍛煉不要進行高強度的劇烈運動，以避免由於過度活動和損耗而對人體養陽和生長產生不利影響。若運動量過大，大汗淋漓，津液消耗過多，會損傷陽氣；且因出汗過多，毛孔開泄，易受風寒而誘發感冒。春練的目的是通過運動來強健體魄，因此春練應以小運動量為宜，以不出汗或微出汗為佳。特別是肝火易旺、情緒急躁之人，春練更應採用舒緩、輕柔的運動方式。

　　散步是能促進體內各種節律正常運行的一項全身運動。雙腳和雙臂有節奏地交替運動，與心跳非常合拍。古往今來，許多名人都將散步當成陶冶情志、鍛煉體魄的良方。

　　散步是一種簡單易行的健身運動，不受年齡、性別和健康狀況的約束，也不受場地、設備條件的限制。春季陽氣漸生，春光明媚，外出散步可以接觸自然，擺脫冬日以來的懶散，幫助身體多呼吸新鮮空氣，促進血液循環和新陳代謝。散步還能促進大腦皮層的活動，故有

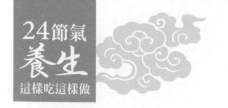
「散步防老年癡呆」、「散步出智慧」之說，因此老年人在春季更應該勤於散步。

散步的速度分為緩步、快步、逍遙步三種。每分鐘60～70步，行步穩健，此為緩步。緩步可令情緒穩定、消除疲勞，有健胃助消化之功效。老年人散步以緩步為好。快步適合中年和老年體質較好者，是指每分鐘行走120步左右。這種散步方式輕鬆愉快，可振奮精神，興奮大腦，使下肢矯健有力。散步時且走且停，時快時慢，行走一段後稍事休息，繼而再走，或快走一程，再緩步走一段，這種走走停停、快慢相間的逍遙步，適合病後恢復期內的患者及體弱者。

散步的時間，可選在日出後或傍晚落日時。散步的地點以河邊、湖畔、公園的林蔭道或鄉村小路為好，因為這些地方空氣中有益於人體健康的負離子含量較高，切莫在車輛往來密集的馬路邊散步，這些地方易積聚汽車排放的廢氣，空氣污濁。

妙方巧治本季常見病：水痘

水痘為小兒常見傳染病之一，是由水痘帶狀皰疹病毒感染所致。臨床表現以皮膚丘疹、皰疹、結痂三種皮損同時存在為主要特徵。本病傳染性較強，以冬春季多見，一旦感染可獲終身免疫力。本病患者多見於10歲以下的小兒。

以下食療方可緩解水痘，減輕患兒痛苦。

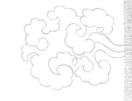

 粳米方

材料：粳米60克，綠豆30克，梅花15克。

製法：先將梅花煎水取汁備用。鍋內加水適量，放入粳米、綠豆
煮粥，熟後兌入梅花汁及適量白糖，即可服食。

用法：每日1劑。

主治：水痘。

 鮮竹筍方

材料：鮮竹筍50克，鯽魚肉500克。

製法：鮮竹筍、鯽魚肉洗淨，加水同煮，調味後食用。

用法：每日1劑，連服3～5天。

主治：水痘發病初期。

 甜水梨方

材料：甜水梨1個。

製法：甜水梨切成薄片，放入涼白開水內浸30分鐘，頻頻飲服。

用法：連服3～5天。

主治：水痘發病後期。

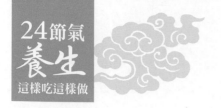
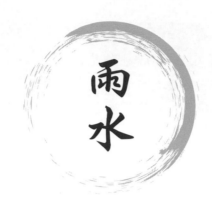

節令特點

農諺有云：「立春天漸暖，雨水送肥忙。」雨水時節凍土層變淺，土壤表層夜凍日化，開始返漿，有利於小麥返青，因此適合播種。

雨水是春季第二個節氣，每年西曆2月20日左右，此時處於太陽黃經330°。這時春風吹遍，冰雪消融，空氣濕潤，雨水增多。一年中的降水從此開始，所以叫雨水。雨水標誌著少雨的冬季已過，雨量逐漸增多。另外雨水還有「雪散為水」之意。

雨水的三候為：「一候獺祭魚；二候鴻雁來；三候草木萌動。」意思是說，水獺開始捕魚了，將魚擺在岸邊，就像是人先祭後食的樣子；五天過後，大雁開始從南方飛回北方；再過五天，在「細無聲」的春雨滋潤下，草木隨陽氣的上騰而開始發芽生長。從此，大地萬物開始呈現出一派欣欣向榮的景象。

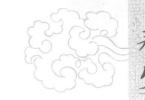

養生要領

春季風氣當令，人們在春季容易受到風寒之邪的侵襲，更加容易損傷陽氣，尤其是老年人還有可能引起舊病復發。雨水節氣空氣濕潤，天氣暖和但又不燥熱，正是調養的好時機，所以雨水時要注意保護陽氣。春季當捂，所謂「春不忙減衣」，就是這個道理。這不僅是順應春季陽氣生發的需要，也是預防疾病的自我保健良法。

中醫認為，春在人體應肝，春季肝氣旺，是肝臟機能活動的旺盛時節。如果春季調理不當，或肝氣鬱結，導致肝木偏亢，不僅可能「乘脾」（即木乘土），還易於上逆犯肺。所以雨水時節養生，也要重視對肝臟的保養，使肝臟機能正常，以適應春季氣候的變化，減少疾病發生。五行中肝屬木，味為酸，脾屬土，味為甘，木勝土。所以，雨水時節的飲食應少吃酸味，多吃甜味，以養脾臟之氣。

春季氣候轉暖，又風大物燥，常會出現皮膚、口舌乾燥和嘴唇乾裂等現象，應多吃新鮮蔬菜、多汁水果以補充水分。由於春季為萬物生發之始，陽氣發越之季，應少食油膩之物，以免助陽外泄，否則肝木生發太過，則克傷脾土。可選擇韭菜、香椿、山藥、芋頭、荸薺、甘蔗等。少吃生冷黏雜食物，以防傷及脾胃。

雨水時節若採用中藥調養的話，要考慮脾胃升降生化機能，用生發陽氣之法調補脾胃。可選用決明子、白菊花、沙參、西洋參、首烏粉及補中益氣湯等。

在精神方面，「凡憤怒、悲思、恐懼，皆傷元氣」，因此要靜心寡欲、不妄勞作，以養元氣。

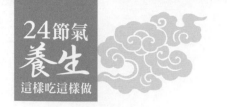

節令衣著

「雨水有雨百日陰」，雨水節氣意味著氣候轉暖，春雨漸增，這表示今後春雨將會頻繁來襲。早春氣溫開始回升，但晝夜溫差變化大，防寒保暖仍是春季重要的保健規律。《壽親養老新書》裡指出「春季天氣漸暖，衣服宜漸減、不可頓減，以免使人受寒」，所以還是要遵循「春捂」的規則，這段時間還是要注意做好保暖的工作。

春捂的重點要放在下半身的保暖，重點就是腿和腳，因而不能把衣褲鞋襪穿得過於單薄，衣著宜下厚上薄。年輕的爸爸媽媽要特別注意春季對寶寶的護理，注意防風禦寒，尤其是衣著方面，宜寬鬆舒展、柔軟保暖；衣服不可驟減，要「多捂」。

起居須知

雨水不僅表徵降雨的開始，而且表示雨量開始增多。雨水之前的天氣相對比較寒冷，雨水後，可以明顯感到春天的暖意越來越濃。

雨水時節天氣變化不定，是全年寒潮過程出現最多的時節之一。這種變化無常的天氣，很容易引起人的情緒波動，及至心神不安，影響人的身心健康，對高血壓、心臟病、哮喘患者更是不利。為了消除這些不利的因素，應採取積極的精神調攝養生法，保持情緒穩定對身心健康有著重要作用。

由於春季六節氣中氣候變化無常，所以行房事時要注意不要受涼風，並且不要過於頻繁，以免導致肌體虛弱，而無法抵禦「倒春寒」對身體造成的侵害。

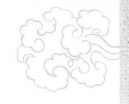

雨水時節，要做到起居有常，勞逸結合。即順應自然，保護生機，遵循自然變化的規律，使生命過程的節奏隨著時間、空間和四時氣候的改變而進行調整，使其達到健運脾胃，調養後天，延年益壽的目的。

🍵 節令養生食譜

雨水的來臨，標誌著在氣候上降雨已開始，這個時節的養生飲食方案如下。

🍵 菠菜粥

> **材料：** 菠菜250克，粳米100克。
>
> **做法：** 鮮菠菜挑揀乾淨，洗淨泥沙，放入沸水內燙2分鐘。把粳米淘洗乾淨，放入鍋內，加水適量。將米鍋置武火上燒開，把菠菜和米放入鍋中，用文火熬熟。
>
> **適宜人群：** 適用小便不利、痔瘡便血、慢性便秘、高血壓者。
>
> **禁忌：** 便溏及腹瀉者慎用。

菠菜氣味俱冷，凡因癰腫毒發，並因酒濕成毒者，須宜用此以服。《儒門事親》說：「大便澀滯不通者……時複服葵菜、菠菜、豬羊血，自然通利也。」菠菜雖然營養豐富，但有澀味，因它含有草酸成分，所以在煮粥前先放入沸水鍋內燙2分鐘，去澀味後再與粳米同煮，菠菜粥就無澀味了。

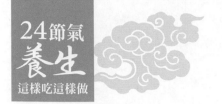

 紅棗首烏粥

材料：粳米100克，何首烏30～60克，紅棗3～5枚，紅糖適量。

做法：何首烏煎取濃汁，去渣，與粳米、紅棗入砂鍋內同煮，粥將成時，放入少許紅糖以調味，煮沸即可。

適宜人群：適用於肝腎虧損、血虛頭昏耳鳴、腰膝軟弱、髮鬚早白、大便乾結、高脂血症、冠狀動脈粥樣硬化性心臟病、神經衰弱、高血壓者。

這道膳食有補氣血、益肝腎的功效。

 三菇豆腐皮

材料：豆腐皮2張，新鮮冬菇4個，草菇150克，蘑菇150克，乾蔥頭2粒。

做法：豆腐皮用濕布抹淨，用滾油炸至金黃色，在冷水中泡約15分鐘後，瀝乾水備用；冬菇洗淨去蒂切成塊狀，草菇、蘑菇洗淨；鍋燒紅，下油，爆香乾蔥頭，下冬菇、蘑菇、草菇爆香，下豆腐皮炒勻；加適量鹽、糖、生抽和蠔油及清水，以慢火燜至汁稠，即成。

適宜人群：可作患者、產婦的滋養食品。

這道膳食有清腸胃積漬，補充體力的作用。

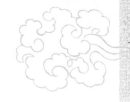

滋補原則

在人們的觀念中，冬季進補已經根深蒂固。其實，春季萬物更新，生機勃勃，人體新陳代謝較為旺盛，久病體虛者也可趁此時服用補益藥物進行調養。說起補益藥，自然首推各種參類。參類品種繁多，功效卻大相徑庭，選用不當有可能適得其反。

種子食物是最適合春天的植物性食物。燕麥、稻米、扁豆、各種堅果、花生、黃豆、咖啡豆等都是種子食物。像葵花子，會為身體提供很多的維生素B族、鈣、鎂、鋅和鐵等有益元素，還是蛋白質的重要來源，可提供比同等量瘦肉兩倍還多的蛋白質。把炒熟、壓碎的葵花子仁撒在沙拉上，或是加在早餐的粥裡，既可以讓蘊含其中的植物油脂香氣充分揮發，又能為人體提供必需的養分。

又如芝麻，可提供大量的鐵、鋅、鈣、鎂，也含有人體必需的脂肪酸和蛋白質。更為可貴的是，其中還含有抗氧化營養素——維生素E，能令身體規避罹患癌症和心臟病的風險。炒些芝麻，加少許鹽，碾成碎末，吃粥時撒上一些，拌菜的時候再撒上一些，簡便之舉，也是適合春季的飲食之道。

節令養生須知：春季吃野菜，時尚又抗癌

隨著人們生活水準提高，大魚大肉吃膩了，吃野菜反成為時尚之舉。春季各種野菜生機勃勃，野菜的吃法很多，可清炒，可煮湯，可做餡，營養豐富，物美價廉，其實野菜在抗癌方面也有一手。

蒲公英：主要成分為蒲公英素、蒲公英甾醇、蒲公英苦素、果

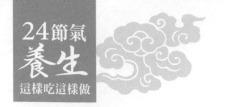

膠、菊糖等，可防治肺癌、胃癌、食管癌及多種腫瘤。

　　蓴菜：主要成分為氨基酸、天門冬素、岩藻糖、阿拉伯糖、果糖等。蓴菜葉背分泌物對某些轉移性腫瘤有抑制作用，可防治胃癌、前列腺癌等多種腫瘤。

　　魚腥草：亦稱折耳根，主要成分為魚腥草素（癸醯乙酸），可防治胃癌、賁門癌、肺癌等。

　　蒟蒻：主要成分為甘聚糖、蛋白質、果糖、果膠、蒟蒻澱粉等，甘聚糖能有效干擾癌細胞的代謝功能，蒟蒻凝膠進入人體腸道後就形成孔徑大小不等的半透膜附著於腸壁，能阻礙包括致癌物質在內的有害物質侵襲，從而起到解毒、防治癌腫的作用。可防治甲狀腺癌、結腸癌、淋巴瘤、腮腺癌、鼻咽癌等。

節令中藥養生：春季平肝良藥——白菊

　　春季養生重在平肝，除了要注意情志養生，學會制怒，還可以輔助用菊花藥膳，從而使肝氣順調，避免疾病的發生。

　　菊花是一味非常好用的中藥，性微寒，味辛、甘、苦，歸肺、肝經，既能瀉肝火，又能平肝木，常用來治療目赤、視物不清、頭痛、眩暈等病症。許多人用菊花保健只注重品形，其實菊花的品種也很關鍵，並不是所有的菊花都具有平肝清肝的作用，如果服用不當，還可能對身體有害。

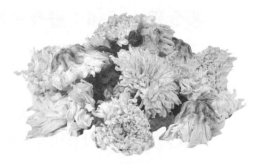

　　菊花品種很多，《本草綱

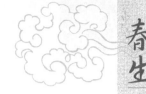

目》中有「菊之品九百種」的記載，入藥主要分為白菊、黃菊兩種，有疏散風熱、平肝明目、清熱解毒的功效。但白菊花味甘，清熱力弱，長於平肝明目；黃菊花味苦，瀉熱力強，常用於疏散風熱。因此，春季平肝最好用白菊，白菊對頭痛眩暈、血壓升高、神經性頭痛等都有很好的治療作用。安徽滁州的滁菊、浙江桐鄉的杭菊是白菊的上品。

節令美食：元宵和湯圓

農曆正月十五日是中國的傳統節日元宵節，元宵佳節正在雨水這個節氣前後。正月為元月，古人稱夜為「宵」，而十五日又是一年中第一個月圓之夜，所以稱正月十五為元宵節，又稱為「上元節」。按民間傳統，在一元復始、大地回春的節日夜晚，人們觀燈，猜燈謎，吃元宵、湯圓，闔家團聚，其樂融融。

元宵節起源於漢朝，據說是漢文帝時為紀念「平呂」而設。漢惠帝劉盈死後，呂后篡權，呂氏宗族把持朝政。周勃、陳平等人在呂后死後，平除呂后勢力。因為平息呂氏禍患的日子是正月十五日，此後每年正月十五日之夜，漢文帝都微服出宮，與民同樂，以示紀念，並把正月十五日定為元宵節。漢武帝時，「太一神」的祭祀活動在正月十五。司馬遷在「太初曆」中就把元宵列為重大節日。

我國民間有元宵節吃元宵的習俗。吃元宵象徵家庭像月圓一樣團圓，寄託了人們對未來生活的美好願望。元宵在南方稱「湯圓」、「圓子」、「浮圓子」、「水圓」，由糯米製成，或實心，或帶餡。餡有豆沙、白糖、芝麻等，煮、煎、蒸、炸皆可。

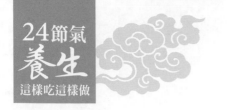

節令養生運動：健身球

雨水時節降水開始增多，氣溫極易變化，出現「倒春寒」，因此在雨水時節前後，可減少室外活動，下雨或颱風等惡劣天氣時，採取室內活動的方式進行。健身球不受場地限制，是一種很好的室內健身方式。

健身球是玉石、鐵或其他材質製作的小球。健身球運動是通過手掌搓揉小球不斷地對手部穴位進行良性刺激，從而達到防治疾病、強身健體的一種健身方法。經常進行健身球鍛煉，不僅能有效防治心腦血管病發生，還能改善睡眠品質及延緩腦組織的老化。

單球法：用手掌托住健身球，先用手指用力抓握數次，然後放鬆手指。也可手掌朝上，五指捏球，自拇指開始，五指順序用力捏壓小球，然後五指按順序撥動，使小球在手指上旋轉，反復幾次後，將另一手掌面朝下置於健身球上，雙手擠壓或搓揉。還可掌心朝上，用手抓住球，使用腕部力量將小球輕輕向上拋起，再用手掌接住。

雙球法：握雙球於掌，手指緊貼球體，順旋轉肘，用拇指發力向掌心扳球，使雙球互繞順轉。雙球在旋轉時其間不要產生空隙，以避免雙球互相碰撞亂響，只許發出輕微的摩擦聲。在雙球旋轉時，主要靠五個手指屈伸收展，協調配合來完成。倒旋轉時，用無名指、小指向掌心發力，使雙球互繞倒轉，與順旋轉方向相反。

鍛煉者應根據自己手力的強弱、手掌的大小及不同的鍛煉方法選擇合適的健身球。要注意用雙手交替運動，使大腦兩個半球同時得到鍛煉。鍛煉應循序漸進，開始時可手托一球或二球，鍛煉時間也不要過長，以免手掌及腕部肌肉疲勞或損傷。

妙方巧治本季常見病：感冒

　　「雨水」是全年中寒潮過程出現最多的時節之一，這一時期氣溫變化幅度較大，忽冷忽熱、乍暖還寒的天氣對人們的健康危害很大，容易導致感冒發生。以下妙方可以緩解感冒，減輕患者痛苦。

 荸薺甘蔗方

材料：荸薺150克，甘蔗1000克。

製法：荸薺洗淨，甘蔗去雜質、去節、去皮，切成3公分條狀，一起入砂鍋，加水750毫升，煎煮30分鐘，取汁食用。

用法：飲汁。

主治：低燒不退。

 黃豆蔥白方

材料：黃豆10克，乾香菜6克，蔥白3根，白蘿蔔3片。

製法：鍋內水沸後，將黃豆、乾香菜、蔥白、白蘿蔔放入，煮2～3分鐘即可。

用法：水煎溫服，每日1次，連服5～7天。

主治：風寒感冒。

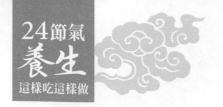

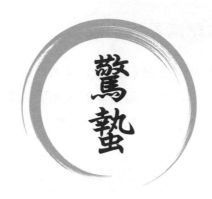

節令特點

華中地區農諺說：「過了驚蟄節，春耕不停歇。」蟄是藏的意思，動物鑽到土裡冬眠過冬叫入蟄。每年西曆3月5日左右為驚蟄，處於太陽黃經345°。此時氣溫上升，冬眠的動物在回春後鑽出土來活動。從驚蟄開始，可以聽到雷聲。古時認為此時蟄伏在地下冬眠的小動物和昆蟲被雷震醒，出土活動，所以叫驚蟄。實際上，昆蟲是聽不到雷聲的，大地回春，天氣變暖才是使牠們結束冬眠，「驚而出走」的原因。

驚蟄是泥土中冬眠的各種昆蟲醒來的時候，此時過冬的蟲卵也要開始孵化，由此可見驚蟄是反映自然物候現象的一個節氣。驚蟄三候為「一候桃始華，二候倉庚（黃鸝）鳴，三候鷹化為鳩」。驚蟄時節，我國有些地區已是桃花紅，李花白，黃鶯鳴叫、燕飛來的時節，此時氣溫和地溫都逐漸升高，土壤已解凍，大部分地區都已進入春耕季節。

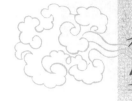

節令衣著

據報載，突尼斯女性一年四季都喜歡穿裙子，即使寒風刺骨的嚴冬也不例外，因而患風濕性關節炎的婦女也特別多，約占女性總人數的70％。

一些年輕女孩出於愛美，往往在早春時節就穿起了五顏六色的裙裝，甚至是不及膝的超短裙，這樣對身體其實不利，有違養生家所謂春時衣著「下厚上薄」的主張。如氣溫太低，特別在陰雨綿綿的日子裡穿裙裝，暴露在外的下肢會因風寒的侵襲而出現發涼麻木、行動不靈、酸痛等不適，特別是膝關節處皮下脂肪少，缺乏保護，對冷空氣的侵襲較為敏感，受寒後更易發生局部麻木、酸痛等症，久之會引發關節炎。

驚蟄時節儘管天氣轉暖，但是氣溫變化還比較大，尤其是晚上與中午的溫差相當大，因此，穿著宜保暖。

養生要領

驚蟄節氣的養生要進行合理的精神、起居、飲食的調養。在驚蟄節氣中根據自然物候現象、自身體質差異，應採取不同的養生方法。

陽虛體質的人：春夏秋冬都應加強運動，可採取散步、慢跑、太極拳等項目，日光浴、空氣浴是不可缺少的強體衛陽之法。陽氣不足的人常表現出情緒不佳，善恐或善悲，這種人要善於調節自己的情緒，多聽音樂，多交朋友，多食壯陽食品，如羊肉、雞肉等。根據「春夏養陽」的原則，配合天地旺陽之時，以壯人體陽氣之功。

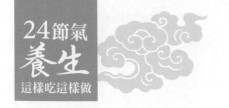

　　陰虛體質的人：常常心煩易怒，性情急躁。這是陰虛火旺、火擾神明之故，應遵循「恬淡虛無、精神內守」的養生法，養成冷靜、沉著的習慣，節制性生活。可到海邊、林區、山區去旅遊、休假，住房最好選擇居室環境安靜的房子。驚蟄時節可多吃清淡食物，如糯米、芝麻、蜂蜜、乳品、豆腐、魚、蔬菜、甘蔗等，也可食用一些海參、蟹肉、銀耳、雄鴨、冬蟲夏草等，燥烈辛辣之物應少吃。

　　痰濕體質之人：這類人多形體肥胖，身重易倦，故應長期堅持散步、慢跑、球類等活動，活動量應逐漸增強，讓鬆弛的機體逐漸轉變成結實的身型。痰濕之人應多吃健脾利濕、化痰祛濕的食物，如白蘿蔔、扁豆、蠶豆、洋蔥、紫菜、海蜇、荸薺、白果、枇杷、大棗、薏米、紅小豆等，少食肥甘厚味、飲料、酒類，且每餐不宜過飽。

　　血淤體質之人：凡是面色晦滯，口唇色暗，肌膚乾燥，眼眶黑暗者多為血淤體質，應常吃具有活血化淤作用的食品，如桃仁、黑豆、油菜、慈姑、醋等，經常煮食一些山楂粥和花生粥，也可選用一些活血養血之藥品（當歸、川芎、丹參、地黃、地榆、五加皮）和肉類煲湯飲用。這類人多有氣鬱之證，培養樂觀情緒至關重要。精神愉快則氣血和暢，經絡氣血的正常運行，有利於血淤體質的改變。反之，苦悶、憂鬱會加重血淤傾向。

起居須知

　　「驚蟄」是反映物候的節令，時值西曆三月上半月，天氣漸漸回暖，春雷開始震響。此時肝氣旺盛，老年人易動怒，要注意情緒神志的調攝，隨時保持心平氣和，不妄動肝火，否則肝氣升騰太過，易

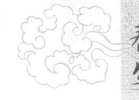

患眩暈、中風之病。此節氣宜用枸杞煎水擦身洗面，可使皮膚光澤不老。在江南，「倒春寒」現象要一直延續到驚蟄的最後幾天，而北方寒冷氣候則時間還要更長一些，所以「春捂」在此節氣中還是很重要。尤其是老年人，在此節氣中不要因天氣變暖而將衣服減得過少，應隨氣候冷暖而適當增減衣服。

春季陽氣生發，萬物復甦，生機勃勃，驚蟄時節尤為如此，人的情欲也隨春季的到來而煥發，當此之時，房事調攝十分重要。春季房事調攝一要做到合時，所謂合時，指房事要順應春季陽氣生發的時令特點，合乎自然和人體陰陽之氣的運動規律；二要做到有度，所謂有度，指春季房事應有節制，不可縱欲無度。

節令養生食譜

驚蟄時春雷響動，氣溫上升，陽氣進一步上升，此時節的養生飲食方案如下。

蘿蔔粳米粥

材料：白蘿蔔250克，粳米100克。

做法：白蘿蔔洗淨切小塊。粳米淘洗乾淨，放入鍋內，加水適量，同時將蘿蔔塊也放入鍋內。將米鍋置武火上燒開後，再用文火熬熟即成。

適宜人群：凡因食肥甘厚味較多，而消化力又較弱者，即可輔食此粥。

禁忌：服用人參類藥物時禁用。

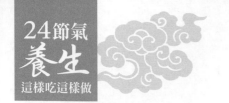

白蘿蔔味辛、甘,性涼。入肺、胃經。《新修本草》載:「大下氣,消穀,去痰癖,肥健人。生搗汁服,主消渴,試大有經驗。」蘿蔔含有較多的粗纖維,可刺激腸胃蠕動,使糞便中的致癌物質及時排出體外。

淡菜粳米粥

材料:淡菜50克,粳米150克。

做法:淡菜洗淨,粳米除去雜質,洗淨。將淡菜、粳米放入鍋內,加水適量,置武火上燒開,再改用文火熬煮30～40分鐘,待粥熟後即成。

適宜人群:適用虛勞羸瘦、眩暈、盜汗、陽痿、腰痛、吐血、崩漏、帶下、癭瘤者。

禁忌:每次吃飽即可,不可過飽。

淡菜味鹹,性溫。入肝、腎經。淡菜是補肝腎、益精血、消癭瘤的重要食物。《日華子本草》說:「煮熟食之,能補五臟,益陽事。」淡菜與粳米做粥,以粳米補中益氣、健脾益胃之功,加以淡菜補肝益腎之力,故可補五臟,適宜春季食用。

首烏粥

材料:何首烏30克,粳米150克,大棗3～5枚,冰糖適量。

做法:先將首烏放入鍋內,水煮30分鐘後,去渣,留濃汁。再將洗淨的粳米、大棗、冰糖放入鍋內,先用武火煮開後,改用文火熬成粥。

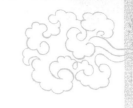

> **適宜人群**：適用於肝腎不足引起的頭暈耳鳴、失眠健忘、頭髮早白、帶下者，還可防治貧血、神經衰弱、動脈硬化、高脂血症、便秘等。
>
> **禁忌**：泄瀉者忌用。本品滋膩，腹脹滿、濕痰重者忌用。本品也不可與蘿蔔、蔥、蒜、豬肉、羊肉及含鐵豐富的食物同食。

　　何首烏含有大黃酚、大黃素、脂肪油、澱粉、糖類、卵磷脂、土大黃苷等成分。《開寶本草》說，「何首烏益氣血，黑髭鬢，悅顏色。久服長筋骨，益精髓，延年不老。」何首烏中的卵磷脂占3.5％，可強壯神經，有助於治療神經衰弱；可強心，助生血；還可解毒止癢，治療皮膚瘙癢。

滋補原則

　　「春困」的誘因之一，就是油膩食品使人產生飽脹感，妨礙營養攝入，飯後使人出現疲勞、嗜睡、工作效率下降等。所以春季飲食宜清淡，避免食用大油大膩食品，如肥豬肉、油炸食品等。春季膳食要科學合理地搭配，如主食粗細糧、乾稀的合理搭配，副食葷與素、湯與菜的搭配等，並提倡多樣化，避免專一單調。只有這樣才能從多種食物中獲得較完備的營養，使人精力充沛。

　　香椿芽、春韭、馬蘭頭、鮮薺菜等都是只有在春天才能享用的好食物，它們的共同特點之一，就是它們都是春季獨有的春芽食物，且能切合此季人體的特殊營養需要。

　　薺菜是最早返青的蔬菜，因此被稱為報春菜。薺菜鮮嫩味美、營

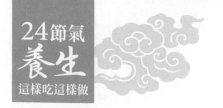
養豐富，其中維生素、鈣、磷、鐵的含量都很高，還含有大量的葉綠素和膳食纖維，十分適宜春季食用。

香椿芽中含有非常豐富的維生素C，含量是普通水果的數倍甚至數十倍之多，也是不容錯過的春季美食。

節令養生須知：春季排毒養生

陽春三月，萬物復甦，處處生機勃勃，人和自然界一樣也充滿了生氣。然而，很多人會出現頭昏、提不起精神、全身倦乏、情緒低落、食欲不振、咽喉疼痛、口瘡、鼻出血、便秘、臉上出現痤瘡和色斑等不適症狀，這些都是身體中毒的症狀。

春回大地，陽氣升發，但也引發了各種內生之毒和外來之毒相互作用於人體，主要表現在以下方面。

1.管道不通、陽氣升發受阻：三月迎來了溫暖的春天，氣溫升高，陽氣升發，但冬天時人體活動較少，經過一個季節的高脂高蛋白等毒素的堆積，極易導致排毒管道不通暢，陽氣升發受阻，「清陽不出上竅」，人體就容易出現頭昏、提不起精神、全身倦乏的症狀。

2.春燥熱毒內盛：春天自然界萬物復甦、陽氣上升，易擾動人體肝、膽、胃腸蓄積的內熱之毒而出現春燥，且春天風大雨少，氣候乾燥，人體水分易大量流失，加之天氣反復無常，不能保持人體新陳代謝的平衡和穩定，導致肌體陰陽失調，熱毒內盛，火熱上炎，則出現口瘡、咽喉疼痛、痤瘡。熱入腸道，則出現便秘、尿黃等症狀。

3.春天肝旺：四季之中，春天屬木，而人體的五臟之中肝也是木性，因而春天容易造成肝火上亢，情緒激動，動輒大發脾氣，或容易

肝氣鬱結，情緒低落，出現色斑、面色黃等。

節令中藥養生：春天給孩子掛個中藥香囊

薰香治病自古便有。春天來臨之際，為孩子準備一個多味中草藥填充的中藥香囊，具有開竅寧神、鎮靜助眠的作用。掛在床頭，可幫助孩子儘快入眠，並有效預防春季流行病。平時讓孩子把香囊戴在胸前，休息時置於枕邊，能預防感冒、鼻炎、汗臭、皮膚濕疹、蚊蟲叮咬等春季流行病。小兒肌膚嬌嫩，臟氣清靈，藥物易透達，只要使用得當，就能取得藥輕效捷的效果。香味變淡後可揉搓香囊提香，到沒香味了再換。

另外，中藥香囊還有驅蟲的作用，驚蟄的時候，各種昆蟲和微生物甦醒過來，兒童的免疫能力比較低，因此容易受其侵襲。在香囊內裝入特定中藥，就可以有效保護兒童不受蟲毒侵害。

使用香囊時要防水、防潮，若直接接觸皮膚而出現紅疹、瘙癢，就要取下香囊，並給予適當治療。

節令美食：梨

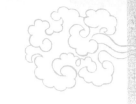

根據《詩經》、《齊民要術》等古籍記載，中國梨樹栽培的歷史在四千年以上。

驚蟄天氣乍暖還寒，氣候比較乾燥，很容易使人口乾舌燥、外感咳嗽。生梨性寒，味甘，有潤肺止咳、滋陰清熱的功效。民間素有驚蟄吃梨的習俗。

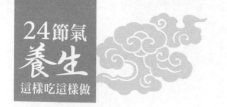

生食：民間對梨有「生者清六腑之熱，熟者滋五臟之陰」的說法，因此，生吃梨能明顯解除上呼吸道感染患者所出現的咽喉乾、癢、痛、音啞，及便秘尿赤等症狀。

榨汁：榨成梨汁，或加膨大海、冬瓜子、冰糖少許，煮飲，對天氣亢燥、體質火旺、喉炎乾澀、聲音不揚者，具有滋潤喉頭、補充津液的功效。

冰糖蒸梨：為傳統食療補品，可滋陰潤肺，止咳祛痰，對嗓子具有良好的潤澤保護作用。

除了上述吃法之外，用梨加蜂蜜熬製而成的「梨膏糖」，對患肺熱久咳症的患者有明顯療效。

但並不是所有人都適合吃梨。梨性偏寒助濕，多吃會傷脾胃，故脾胃虛寒、畏冷食者應少吃。梨含果酸較多，胃酸多者，不可多食。梨有利尿作用，夜尿頻者，睡前少吃梨。血虛、畏寒、腹瀉、手腳發涼的患者不可多吃梨，並且最好煮熟再吃，以防濕寒症狀加重。另外梨含糖量高，糖尿病患者當慎吃。

節令養生運動：內養功

內養功強調呼吸停頓、氣沉丹田等意念，是靜功的主要功法之一。內功法具有「大腦靜」而「臟腑動」的特點，尤其適宜春季練習。

練功之前要簡單進行一些準備。首先要保證練功的環境盡可能整潔安靜，空氣清新。其次要心神安定，精神愉悅。練功前20分鐘左右，應稍作休息，使心神安定，精神舒暢。另外，練功前要寬衣鬆帶，解除束縛。無論臥式、立式、坐式時，都必須將緊身衣服預先解

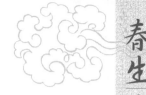

開，全身放鬆，使血液循環不受阻礙。

不論採用哪種姿勢練習內養功，只要自然、端正即可。練習坐式時宜用寬凳子或椅子，其高度以練功者的膝關節彎曲成90°為宜。練習時身體不偏不斜，不挺胸，頭頸和上身端正，頭部略向前傾，臀部向後稍微凸，背不彎曲。若是盤膝坐，則兩手相握或兩手相疊向上，置於小腿前或放小腿上。姿勢端正後，兩眼微閉，注視鼻尖，口亦微閉，舌抵上齶。

調勻呼吸又稱「調息」。內養功採用停閉呼吸法，可分為三種：

第一種呼吸法：吸→呼→停→吸……

第二種呼吸法：吸→停→呼→吸……

第三種呼吸法：吸→停→吸→呼……

如此周而復始，循環不已。從始到末，呼吸都要平靜均勻，緩緩進行。

在意念活動中，想像以腹內臍下1.5寸處的氣海穴為中心，形成一個球形，使思想集中，排除雜念，即意守丹田，又稱「調心」。練呼吸時要意守呼吸，體會呼吸的柔和自然，舒適平穩，達到「意念合一」。婦女練意守丹田有的會出現經期延長或經量過多，此時應改為意守膻中。

練完功後要用一手掌按在肚臍上，另一手掌心貼在這隻手的手背上。兩手同時以肚臍為中心揉轉，先由內向外，由小到大緩緩劃圈，左轉30圈；稍作停頓後，再由外向內，由大到小劃圈，右轉30圈，到肚臍處停止，即是收功。然後，可以隨意活動活動身體，但不要做劇烈運動。

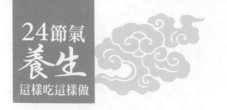
妙方巧治本季常見病：哮喘

　　春天是哮喘病的好發季節，主要是因為春天天氣冷熱變化較大，容易引起上呼吸道感染，誘發哮喘。突然的冷空氣刺激，也會引起氣管痙攣，發生哮喘。其次，野草、樹木的風媒花粉散放出許多花粉顆粒飄浮於空氣中，具有過敏性體質的人吸入花粉後會打噴嚏、流鼻涕、鼻癢、咳嗽，引起哮喘。另外灰塵中生長著多種可誘發哮喘的微生物，驚蟄前後的氣溫、濕度適合牠們的生長繁殖。哮喘患者及過敏性體質的人吸入藏有大量微生物的空氣，易引起哮喘發作。以下食療方可以緩解哮喘，減輕患者痛苦。

 五味子方

材料：五味子200克，雞蛋2個。

製法：五味子加水浸泡1～2小時，再放入雞蛋，浸泡7～10天。待五味子發黴，凝結在一起，清水變渾濁，雞蛋殼全部變軟時將五味子去掉，放入砂鍋內，文火煎之。

用法：將雞蛋外殼去掉後，連湯一次空腹服下。

主治：支氣管哮喘。

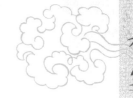
橘皮荷葉方

材料：橘皮10克，荷葉10克，山楂炭3克，生麥芽15克，白糖適量。

製法：將橘皮、荷葉、山楂炭、生麥芽共置砂鍋內，文火煎煮30分鐘，去渣，用適量白糖調服。

用法：每日一劑，分兩次服完。

主治：哮喘緩解期、咳嗽痰多、納呆食少等症。

白果百合冰糖飲

材料：白果、百合、冰糖各30克。

製法：將白果去殼取仁，再將膜和胚芽去掉，與百合、冰糖一起入鍋，加水1200毫升，煎煮1小時，取汁飲用。

用法：一日一劑，分兩次服，一次150毫升。

主治：咳喘。

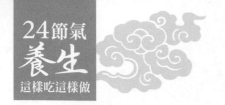

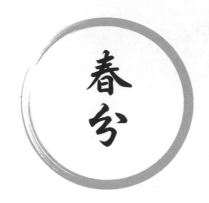

節令特點

　　每年陽曆3月21日左右，太陽處於黃經0°，為春分。此節氣為春季的中分點。此時太陽直射赤道，晝夜等長。《月令七十二候集解》：「二月中，分者半也，此當九十日之半，故謂之分。」另《春秋繁露　陰陽出入上下篇》說：「春分者，陰陽相半也，故晝夜均而寒暑平。」從這一天以後，太陽直射點逐漸北移，北半球白晝越來越長，黑夜越來越短。

　　春分時北方冷空氣仍不斷侵入，天氣時暖時寒。春分節氣中三候為：「一候玄鳥至；二候雷乃發聲；三候始電。」意思是說，春分日後，燕子便從南方飛回來，下雨時天空便要打雷並發出閃電。

養生要領

　　春分節氣後是草木生長萌芽期，人體血液和激素都處於相對較高

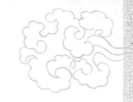

的水準，而且春分節氣平分晝夜、寒暑，因此在保健養生時應注意保持人體的陰陽平衡。要保持輕鬆愉快、樂觀向上的精神狀態，還要堅持適當運動、定時睡眠、有目的地進行調養。此節氣的養生關鍵是精神、飲食、起居等方面的調攝和對藥物的使用。

另外，此節氣的飲食調養應該注意，禁忌偏熱、偏寒、偏升、偏降的飲食誤區。如在食用韭菜、木瓜等助陽類菜肴時，應該配以蛋類等滋陰之品，以達到陰陽互補之目的；又如在烹調魚、蝦、蟹等寒性食物時，為防止菜肴性寒偏涼，食後有損脾胃，引起脘腹不適，要佐以蔥、薑、酒、醋類溫性調料，方可達到養生的最佳效果。

節令衣著

春季保暖很重要，適當穿暖些，可減少疾病，有利於逐步適應從冬到夏的過渡。自古以來就有「二八月亂穿衣」的說法，是指農曆二月、八月，氣候冷熱變化多端，故有亂穿衣現象。

雖然春分天氣已日漸暖和，但日夜溫差較大，而且仍不時會有寒流侵襲，而且雨水較多，甚至陰雨連綿。天氣忽冷忽熱，有時一下子熱起來，很容易給人夏天來了的錯覺。很多人過早地換上了夏裝，其實這樣的危害是很大的，很容易讓身體受風形成疾病。俗語說得好：「吃了端午粽，才把棉衣送。」此時，要注意添減衣被，「勿極寒，勿太熱」。減衣不宜過早過多，有冷空氣影響時還要及時加衣。

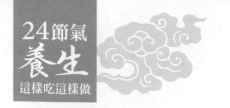

起居須知

　　按照八卦記時法，春分節氣正處於八卦中的大壯卦。由卦象中可以看出此時為四陽二陰，說明陽氣已十分強壯。此時所有生物都已長得強壯起來，包括細菌在內，因此是傳染病多發時期。

　　為了保護我們的身體健康，注意環境衛生是非常重要的。不管是室內還是室外，一定要把不起眼的角落和陰暗死角的污垢清掃乾淨。可以經常噴灑一些殺蟲劑殺死病菌，居室裡保持乾淨和空氣流通。餐具茶具天天洗，餐前最好是用開水將碗筷沖洗一下。廚房、廁所的異味要排除掉，減少空氣污染。另外，調節好溫濕度，室內擺放物品注意溫濕度的調配。

　　春分對應的卦象中還存有兩個陰爻，所以天氣還會有變冷的現象。春分這幾天，溫度與濕度往往相差很大。春分時節，暖濕氣流活躍，冷空氣活動也比較頻繁，因此陰雨天氣較多。根據氣候變化將居室安排得舒適而有序，對身心健康很有益處。

　　夫妻之間美滿的性生活，需要一個溫馨安靜的環境和雙方恬靜溫和的情緒，而自然界的變化，對人體的生理與情緒都會有很大影響。我國古代養生術中很重視房事與氣候及自然現象的關係，如《養性延命錄》中談：「消息之情，不可不知也。又須當避大寒、大熱、大雨、大雪、日月蝕、地動、雷震，此是天忌也。醉飽，喜怒憂愁，悲哀恐懼，此人忌也。山川神祇，社稷井灶之處，此為地忌也。」古人認為，春分時節房事要小心不要受涼風，不要過於頻繁地進行。房事會消耗人體大量的能量，易導致肌體虛弱。

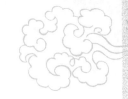

節令養生食譜

從春分這一天開始，白晝越來越長，夜越來越短。飲食調養上要注意保持陰陽平衡。春分時節的飲食方案如下。

拌茄泥

材料：茄子250克，鹽、香油、蒜泥各5克，醬油15克。

做法：將茄子切成兩半，上蒸籠蒸爛。蒸爛的茄子晾涼，放醬油、香油、蒜泥、鹽拌勻，即可食用。

適宜人群：尤適宜在春季感受溫熱之邪者。

茄子甘寒，可祛風清熱，配以辛溫的蒜泥，故此藥膳既能清熱，又可健脾。

山藥核桃羹

材料：核桃仁15克，山藥20克，冰糖少許。

做法：將核桃仁炒香，同山藥共研成細粉；冰糖放滾水中溶化成汁；將適量水加入鍋內，燒滾，將核桃仁與山藥粉、冰糖汁加入，不斷攪拌，待成漿糊狀，即成。

適宜人群：適用於脾胃虛弱、大便燥結、陽痿、遺精、帶下者。

禁忌：腸炎腹瀉者忌服。

此道菜肴有健脾除濕、固腎止遺之功效。

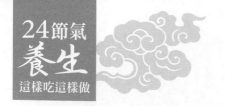
韭菜粥

材料：鮮韭菜60克，粳米100克。

做法：將新鮮韭菜洗淨切細（或將韭菜子研為細末）。先用粳米煮粥，待粥沸後，加入韭菜或韭菜子細末、精鹽，同煮成稀粥。

適宜人群：適用於虛寒久痢及陽痿、早洩、遺精、白濁者。

禁忌：韭菜宜採用新鮮的煮粥，現煮現吃，隔日粥不要吃。陰虛內熱、身有瘡瘍及患有眼疾者忌食。炎熱夏季不宜食用。

本菜肴有補腎壯陽，固精止遺，促脾暖胃的功效。

滋補原則

春季，由於肝氣的旺盛和脾胃陽氣的虛弱，會導致食欲下降。所以，平時注意進食一些偏溫的食物有助於輔助脾胃陽氣的振奮，維持消化系統的正常運行。可以多食小麥、黑麥、小米、蠶豆等雜糧，而不能多食性寒的食品，如春筍。古人云：「虛人食筍，多致疾也。」

儘管春季要養陽，可以適當吃一些偏暖食物以達到扶助陽氣使其旺盛的功效，但如果過多地食用這些穀物食品，就會出現助陽升火的弊病。所以，五穀雜糧不宜多食，同時也要注意少食過於辛辣及油炸、燒烤等容易上火的食物。

春季，肝氣正旺，多食酸性食物會使肝木偏亢，從而影響脾胃的正常消化功能。同時，這也是慢性胃炎和消化道潰瘍等疾病在春季多發的主要原因。甘甜的食物有助於防止肝氣過旺，可以多食一些富含

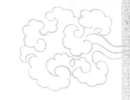

蛋白質、糖類、纖維素、微量元素的食物，有養肝護脾的功效。

飲食平淡符合春季平補原則，如蕎麥、米仁、紅小豆、豆漿、芝麻、山藥等都能柔肝養肺，且長期食用均無不良影響。

節令養生須知：春暖花開助養生

春回大地，萬象更新，自然界充溢著勃勃生氣，絢麗繁盛的鮮花千姿百態，為人們的生活增添了美好的色彩。此時，有機會置身花草叢中，人會心情愉悅，血脈調和，氣順意暢。經常如此，對陶冶情操，調節人體各種生理機能十分有益。

在花的家族中，有多種可以淨化空氣，還有的可作為防治疾病的中草藥。有些花含有芳香油，能吸收大氣中的有毒氣體，殺滅細菌病毒，其氣味通過鼻的嗅覺細胞、嗅神經傳遞到大腦皮層，產生醒腦、健脾、開胃等健身益壽的作用。

不僅如此，鮮花很久以前就被納入中醫養生體系，經過系統研究，也證實了有些鮮花確有保健養生的功效。

面部晦暗用桃花

據藥理分析，桃花中含有山柰、香豆精、三葉豆苷等有機化合物，這些物質能疏通經絡、改善血液循環，促進皮膚營養和氧的供給，滋潤皮膚。而中醫認為，桃花有利水、通便、活血之功效。所以，桃花無論外用還是內服，都對滋養容顏有很好的效果。

養生方法：取桃花250克、白芷30克，用白酒1000毫升密封浸泡30天，每日早晚各飲15～30毫升。同時取少許倒在手中，兩掌搓至手心

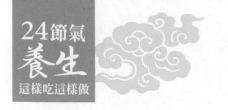

發熱，來回揉擦面部，對黃褐斑、黑斑、臉色灰暗等有較好效果。

乳腺增生用玫瑰

象徵愛情的玫瑰，花味芳香，具有理氣解鬱和散血淤之功效，能緩解高脂血症、肝氣鬱積不疏、氣血不和、乳腺增生、乳房脹痛、月經不調、女性荷爾蒙分泌低下等問題。

養生方法：由於玫瑰花朵香氣的揮發性較強，非常適合熱水沐浴。放一池浴水，撒入玫瑰花瓣，有平衡滋潤疲憊的肌膚、舒緩緊張情緒的作用；如果想降脂減肥、潤膚養顏，不妨將加工過的花蕾3～5克，用沸水沖泡5分鐘，並加糖或蜂蜜，再摻入自己喜歡的任何一種茶葉中一起沖泡。

民間還有用玫瑰花蕾加紅糖熬膏的秘方，方法是：將100克玫瑰花蕾加清水500克左右，煎煮20分鐘後，濾去花渣，再煎成濃汁，加入500～1000克紅糖，熬成膏狀即可，具有補血養氣之效。

節令中藥養生：春季良藥板藍根

板藍根為十字花科植物菘藍和草大青的根，或爵床科植物馬藍的根莖及根，富含板藍根靛甙、β-谷甾醇等，具有較好的抗菌、抗病毒、抗鉤端螺旋體及清熱解毒、涼血止血等功效，對春季常見病有較好的預防和治療作用。

1.防治感冒、流感：板藍根18克，製成粗末，水煎代茶飲；或加用羌活9克，煎汁飲用，連用3天。也可用板藍根沖劑沖服，每次一包，每日兩次，連服3日。如用大青葉（板藍根的葉）10克煎服，連服

3日，也有較好的防治作用。

2.防治流腦：現代藥理研究表明，板藍根煎劑，對腦膜炎雙球菌有很強的殺滅作用。用大青葉30克，揉碎煎水代茶頻飲，連服3～5日；或板藍根、貫眾各15克，共製粗末煎水代茶飲用；或大青葉15克，加黃豆、海金砂根各50克，水煎服，每日一劑，對流腦有防治良效。同時，亦可用於防治流感和腮腺炎。

3.防治腮腺炎：板藍根30克，煎水服用，連服3日；或用板藍根沖劑每日2包，分2次沖服，對有腮腺炎接觸史者有一定的預防作用。板藍根30克，銀花10克，薄荷5克，共製成粗末，煎水代茶頻飲，可治療腮腺炎腫痛發熱。大青葉、忍冬藤各30克，煎水代茶飲，可治療腮腺炎，一般3天即癒，療效顯著。

4.防治紅眼病：板藍根或大青葉30克，生山梔9克，生甘草6克，加水煎服，每日一劑，連服5日；用板藍根製成5％或10％的眼藥水，每日滴眼4次，3～4日可癒。

節令美食：韭菜

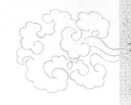

韭菜，春香、夏辣、秋苦、冬甜。其中早春之韭，鮮嫩碧綠、清香馥郁，質地柔嫩，鮮美可口。可單獨成菜，也可做葷素配料。韭菜在我國的食用歷史悠久，廣為大眾所喜愛。

韭菜入藥堪稱上品。中醫認為，韭菜性味辛、溫，入肝、脾、腎、胃經，有溫補腎陽、固精止遺、行氣活血、溫中開胃之功。《本草綱目》稱其「生汁主上氣，喘息欲絕，解血脯毒。煮汁飲，能止

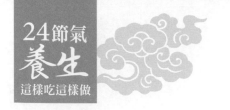

汗消咳。」《日華子本草》說它能「止泄精尿血」。概括說來，韭菜具有溫中行氣、健胃提神、散淤解毒、固精止遺之功效。生用辛而行血，熟用甘而補中。《本草拾遺》中提到：「韭溫中下氣、補虛、調和臟腑……在菜中，此物最溫而益人，宜常食之。」春天人體肝氣易偏旺，養生重在養肝。韭菜符合中醫「助春陽、養肝木」的養生理念，另外多吃韭菜可袪陰散寒，增強人體的脾胃之氣，因此最適合春日食用。

現代科學研究也證明，韭菜除含蛋白質、脂肪、碳水化合物三大基礎營養素外，尚含多種維生素及香精油等，不僅可殺菌消炎，還有降血脂、促進腸蠕動等作用，所以可輔助治療便秘、高血壓、冠心病，且對某些腫瘤有預防作用。

節令養生運動：放風箏

春分前後清氣上升，微風吹拂，正是放風箏的最好季節。自古以來人們就希望通過放風箏來避邪，如今大家更是借放風箏表達對新春新年的祈盼。

據傳，第一只風箏是巧匠魯班受到鷂鷹盤旋的啟發，「削竹為鵲，成而飛之」。最早的風箏稱為「鳶」。漢代時，人們開始用紙糊風箏，自此又出現了「紙鳶」一詞。據明人陳沂《詢芻錄》說，五代時「李鄴於宮中作紙鳶，引線乘風為戲。後於鳶首，以竹為笛，使風入作聲如箏」，從此才開始叫「風箏」。

放風箏是一種很好的全身運動。踏青時節，一線在手，視風箏乘風高飛，隨風上下，飄忽不定，實是一大快事。在放風箏的過程中，由

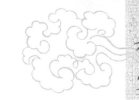

於要不停地跑動、牽線、控制，全身的肌肉關節都要參加活動。急緩相間，有張有弛，有利於放鬆筋骨，活動肌肉。《續博物志》中說：「春日放鳶，引線而上，令小兒張口而視，可以泄內熱。」《燕京歲時記》中還進一步闡明放風箏對眼睛有好處：「兒童放（風箏）之空中，最新清目。」這是由於在放飛時，眼睛要一直盯著高空的風箏，遠眺可以調節眼肌功能，消除眼疲勞，從而達到保護視力的目的。

　　一只大風箏升入雲霄後拉力相當大，需要拿出全身力量方能駕馭。由此可發展臂力，強健腰背肌群和足脛關節，對提高反應能力也大有益處。另外，趁春季鶯飛草長的大好時節，忙裡偷閒，到空氣新鮮的郊外放放風箏，沐浴在融融的春光裡，精神抑鬱一掃而光，對身心健康和慢性疾病的康復，都是十分有益的。

妙方巧治本季常見病：咳嗽

　　春季咳嗽多因感冒引起，從而導致上呼吸道感染甚至氣管炎，這也是咳嗽增多的主要原因。此外，春季氣候乾燥，上呼吸道黏膜因此也易受細菌侵襲而出現乾咳。春季是花開的季節，花粉也會引起某些過敏的人咳嗽。以下食療方可以緩解咳嗽，減輕痛苦。

銀耳蝦仁雞蛋方

材料：水發銀耳、鮮蝦仁各150克，雞蛋3個，精鹽、味精各1克，醬油、薑片各5克，豆油30克。

製法：將銀耳去雜質洗淨，切成末；蝦仁洗淨，放入碗內，加入精鹽、味精；雞蛋打入碗內拌勻。炒鍋放油，燒熱，投入

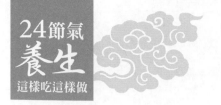

蝦仁、薑片焗炒，入味後取出，加入精鹽、味精、醬油焗炒，倒入雞蛋、銀耳焗炒，再加30毫升鮮湯，至雞蛋熟時即可。

用法：食用。

主治：咳嗽。

 杏仁豬肺方

材料：杏仁100克，豬肺500克，白菜250克，精鹽、味精各1克，醬油、生薑各5克，蔥15克，植物油30克。

製法：將杏仁洗淨，豬肺洗淨切片狀，白菜切片狀。鍋內放油燒熱，加入生薑、蔥，放入豬肺，炒至變色後加水100克，入醬油，再煮5分鐘，放入杏仁，再煮15分鐘，放入白菜、水湯，湯將盡時加精鹽、味精，白菜熟時即可。

用法：食用。

主治：咳嗽。

 銀魚杏仁方

材料：銀魚150克，甜杏仁15克，薑、蔥各10克，鹽、味精各5克，醬油3克，植物油25克。

製法：將銀魚洗淨，薑切絲，蔥切末，甜杏仁去皮。植物油入鍋，燒至八成熟時入薑、蔥、杏仁，焗炒幾下，入精鹽、醬油、銀魚，加入水800毫升，煮30分鐘後調入味精，即成。

用法：食魚、杏仁，飲湯。

主治：咳嗽。

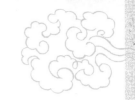
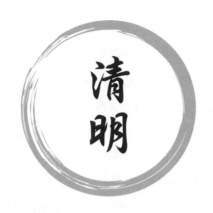

清明

節令特點

清明節古時也叫三月節，在24個節氣中，既是節氣又是節日的只有清明。由於清明與寒食的日子接近，而寒食是民間禁火掃墓的日子，漸漸地，寒食與清明就合而為一了，而寒食既成為清明的別稱，也變成清明時節的一個習俗。清明之日不動煙火，只吃涼的食品。

清明在西曆4月5日前後，處於太陽黃經15°。此時天氣晴朗，氣候溫暖。「清明」含意是氣候溫和、草木萌發，杏桃開花，處處給人以清新明朗的感覺。清明三候為：「一候桐始華；二候田鼠化為鵪；三候虹始見。」意即在這個時節先是白桐花開放，接著喜陰的田鼠不見了，全回到了地下的洞中，然後雨過的天空可以見到彩虹了。

養生要領

就中醫養生來講，清明是一個尤為重要的節氣。這個節氣天氣

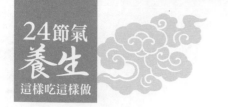

陰涼，易造成陰陽失調，應補腎、調節陰陽虛亢。清明時節常見和陰陽調節相關的症狀有：肝腎陰虛症（頭暈眼花，目澀而乾，耳鳴耳聾，腰酸腿軟，足跟痛）；陰虛陽亢症（頭痛頭暈，耳鳴眼花，失眠多夢，腰膝酸軟，面濕潮紅，四肢麻木）；陰陽兩虛症（頭目昏花，行走如坐舟船，面白少華，間有烘熱，心悸氣短，腰膝酸軟，夜尿頻多，或有水腫）。因為這些症狀與情志因素關係密切，在情志不遂、喜怒太過之時，常常影響肝木之疏泄、腎水之涵養。因此養生應調和陰陽、扶助正氣，採用綜合調養的方法。如情志調攝，減輕和消除異常情志反應，移情易性，保持心情舒暢。飲食調攝方面，須定時定量，不暴飲暴食。形體肥胖者須減少甜食，限制熱量攝入，多食瓜果蔬菜。應選擇動作柔和、動中有靜的運動方式。

春天是精神病易發季節，一般人也可能出現情緒不穩、多夢、思維活躍難以集中、困倦乏力、精神不振等症。尤其年老體弱多病者，對不良刺激承受能力差，春季易煩躁不安。改變這種不良情緒的最佳方式，就是根據個人的體質狀況和愛好培養興趣，舒暢情志，養肝調神。可選擇踏青賞柳、玩鳥或散步練功等，有利於人體吐故納新，採納真氣，以化精血，充養臟腑。

節令衣著

清明時節人們開始除去冬裝，輕裝外出。這個時節，人們往往容易衣著單薄，若遇上陰雨綿綿的天氣，就應及時添衣，防止受寒、淋雨。外出要帶雨具，防止淋雨而感冒。晴天外出和運動易於出汗，出汗後要及時換衣，保持溫暖乾燥。

　　春回大地，氣溫回升。春暖花開，這時是旅遊的大好時節，腳汗也開始逐漸增多，因此，春季穿鞋應注意透氣性、保暖性和吸濕性三大特點，還應注意其式樣及尺寸大小。一般而言，應選擇鞋幫較深一些的式樣，尺寸大小應合適，鬆了穿著不便，容易疲勞，而且保暖性差，容易引起傷風感冒，過緊的鞋子會壓抑皮下毛細血管，影響正常的代謝功能。

起居須知

　　清明時的天氣，基本上不會再有寒流出現了，只不過多雨也是這一節氣的特點，所以說氣溫會隨著降雨而降低。雨過天晴後，氣溫的大趨勢是不斷升高。

　　在這一節氣中，人不可閉門不出，更不可在家中坐臥太久。因為中醫認為「久視傷血，久臥傷氣，久立傷骨，久行傷筋，久坐傷肉」。應當保持樂觀的心情，經常到林間、河邊散步，多呼吸新鮮的空氣，並進行一些適當的運動。保持充足的睡眠，早睡早起。身體要注意經常清潔，尤其是手要勤洗。

　　《修齡要旨》中說：「切忌子後行房，陽方生而頓滅之，一度傷於百度。」便是告誡人們不可在夜裡十一點以後進行性生活，否則會損傷體內剛剛生長的陽氣，並且這種損害相當於一百次性生活對身體的損害，因此性生活最好不要安排在後半夜。從現代生活來考慮，熬夜太晚，往往會影響第二天的精力，且會擾亂人的生物時鐘，造成神經功能紊亂，所以熬夜也是不可取的。

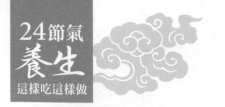

節令養生食譜

　　清明時節氣候溫暖，草木開始萌芽發青，雨水比較多。飲食養生推薦如下。

口蘑白菜

材料：白菜250克，乾口蘑3克，醬油、白糖、精鹽、味精、植物油適量。

做法：白菜切段，乾口蘑用溫水泡發。油鍋燒熱後，將白菜炒至七成熟，再將口蘑、醬油、糖、鹽入鍋，炒熟後，放入味精攪拌均勻，即成。

適宜人群：適用於冠心病、高血壓、牙齦出血者。

　　此道菜肴有清熱除煩，益胃氣、降血脂的功效。

雞湯魚卷

材料：火腿8克，鮮活鯉魚250克，雞蛋清、豌豆各10克，瘦豬肉30克，冬筍、雞湯、料酒、醬油、鹽、澱粉、味精各適量。

做法：火腿蒸熟切絲，冬筍切絲，薑、瘦肉剁成末，澱粉用水調好，將魚剔去骨刺，片成小長方形魚片。肉末加入醬油、半個蛋清和料酒、味精、薑末及一半濕澱粉攪拌成餡，剩下的蛋清與濕澱粉調成糊狀。把魚平放在案板上，先抹上一層糊，再放上肉餡，把魚片卷起來，再塗上少許澱粉糊把魚卷粘住。將雞湯置於旺火燒開，之後改為文火，將卷好的魚卷下入

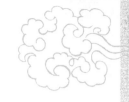

鍋內汆一下，去掉浮沫使湯清，待魚卷熟後，再把切好的火腿、冬筍和其他佐料加入湯內，燒開即成。

適宜人群：適用於高血壓、冠心病、腦血管病、慢性腎炎、消化不良者。

此道菜肴有滋陰潤燥、清熱利濕的功效。

銀杞明目湯

材料：雞肝100克，茉莉花24朵，銀耳、枸杞各15克，水豆粉、料酒、薑汁、食鹽適量。

做法：將雞肝洗淨切片，放入鍋內，加水豆粉、料酒、薑汁、食鹽拌勻待用。銀耳洗淨，撕成小片，用清水浸泡。茉莉花擇去花蒂，洗淨。枸杞洗淨，和雞肝、銀耳、茉莉花一起下鍋煮熟即可。

適宜人群：適用於肝陰虛所致的視物模糊、兩眼昏花、面色憔悴者。

此湯有補肝益腎，明目美顏的功效。

滋補原則

清明時節進補可選用較清淡、溫和，且扶助正氣、補益元氣的食物。另外，春季還要吃些低脂肪、高維生素、高礦物質的食品，如薺菜、菠菜、枸杞子、蒲公英等。這對於因冬季過食膏粱厚味，近火重

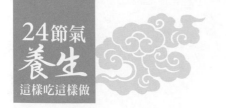

裘所致內熱偏亢者,可起到清熱解毒、涼血明目、醒脾開胃等作用。另外,遵循春季養肝的原則,可用芡實、地黃、防風、枸杞子、黃精、玉竹、沙參等進補,還可選食具有開補作用的首烏肝片等以助肝氣之升發。

節令養生須知:踏青需防「桃花癬」

桃花癬是民間對春季常見的一種面部鱗屑性皮膚病的俗稱。實際上這是春季皮炎、過敏性皮炎、脂溢性皮炎等一類皮膚病的總稱。春季易發「桃花癬」,這是因為春季陽光充足、空氣中紫外線含量增多,加上春季風沙大,空氣中飛揚著浮塵、花粉等物質。有些人,特別是乾性皮膚,或有脂溢性皮炎的人,面部在受到花粉、空氣污染物及各種微生物的侵襲後,如再受到陽光中紫外線的照射,就會出現一系列炎症反應,有皮膚癢、發紅、脫屑等表現。

在春季,乾性皮膚的人要多塗些護膚品,用來隔離外界的有害物質。因為乾性皮膚自然保護層少,皮膚較敏感。

外出活動應儘量避免日曬,最好用遮陽傘或戴草帽,使用防曬霜要每隔三小時重塗一次。淋浴後,特別是用較熱的水淋浴後,皮膚處於脫脂又脫水的狀態,這時要儘快擦面霜,否則如遇陽光照射,皮膚就會出現紅斑脫屑。護膚品要選擇品質好一點的,如護膚品雜質比較多,經日光照射後會發生光化學反應,生成大量的氧化自由基,引起皮膚炎症,誘發和加重「桃花癬」。外出回家後要立即洗臉,把皮膚上的有害物質清除乾淨。油性皮膚的人容易患脂溢性皮炎,有炎症、有損傷的皮膚容易受到不良因素的傷害而誘發「桃花癬」,因此要積

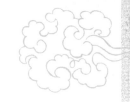
極治療原有的皮膚問題。

　　一旦患了「桃花癬」，不要用熱水燙或蒸面等方法來解癢，也不能使用治療癬的藥物，否則會加重病情。輕症者可用些保濕性的護膚品或藥品，反復發作者可在醫生指導下用些內服藥。

節令中藥養生：春季中藥養生謹防中藥毒

　　大部分中藥是天然藥物，包括植物及部分動物和礦物，一般作用緩和，比起西藥安全得多。但既然是藥，就一定會有對身體不利的作用。若使用不當，也能引起毒性反應。

　　一般來講，中藥的副作用比人工合成的西藥要小些，但也有些藥物副作用較大，如紅砒石、白砒石、水銀、斑蝥、青娘蟲、紅娘蟲、生藤黃等。毒性稍輕些的有：白附子、生附子、生川烏、生草烏、生半夏、馬錢子、巴豆、生天南星、生甘遂、鬧羊花、天仙子、蟾酥、土木鱉、呂宋果、雲軸子、楓茄子、楓茄花、生硫磺、巴豆霜、白降丹、罌粟殼等。

　　另外，中草藥也可以成為變應原，從而引起變態反應。如靈芝可導致頭暈、口鼻及咽部乾燥、胃部不適、咯血及便秘，也偶可致過敏性休克；又如丹參對血象、胃腸道及肝功能有些影響。可產生致敏的中草藥有100多種，常用的中成藥及中藥如藿香正氣丸、銀黃解毒丸、安神補心丸、黃柏、六神丸、黃連、雙花、人參、烏賊骨、紅花及川貝枇杷露等。可見，中藥毒副作用雖比西藥小，但並非絕無毒性。

如何規避中藥毒副作用？

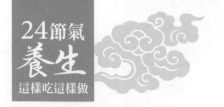
對於進服補藥養生的人來說，為避免中藥的毒副反應，應該注意以下幾點。

首先，應在醫生指導下用藥，且不可隨便改變用量和服法。

其次，一方一藥不可久服，否則易引起耐受性，並導致積蓄中毒。

再次，服中藥時要注意觀察是否出現異常現象，如皮疹、瘙癢、發熱等，如果出現，應立即停藥，並去醫院診治。一次服某種藥致過敏者，切忌以後再用此藥。

另外，應慎用民間驗方，不能輕信所謂「祖傳秘方」和「靈丹妙藥」，由此釀成的「遺恨」已屢見不鮮。

最後，要慎用滋補品。中醫強調有虛證方能進補，無虛則忌補。補需適時適量，尤其是年輕人更不能隨意進補。

可致腎臟損害的中藥

1. 動物類：魚膽、海馬、蜈蚣、蛇毒等。

2. 植物類：雷公藤、草烏、木通、使君子、益母草、蒼耳子、苦棟皮、天花粉、牽牛子、金櫻根、土貝母、馬兒鈴、土荊芥、巴豆、蘆薈、鐵腳威靈仙、大楓子、山慈菇、曼陀羅花、鑽地風、夾竹桃、大青葉、澤瀉、防己、甘遂、千里光、丁香、銘藤、補骨脂、白頭翁、矮地茶、苦參、土牛膝、望江南子、棉花子、臘梅根等。

3. 礦物類：含砷類（砒石、砒霜、雄黃、紅礬）、含汞類（朱砂、升汞、輕粉）、含鉛類（鉛丹）和其他礦物類（明礬）等。

節令美食：雞蛋

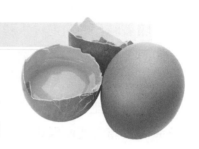

先秦時代某些地區有禁火習俗。多日的禁火寒食，煮熟的雞蛋無疑是度過這一時期最好的食品儲備。再者清明時節郊遊踏青，熟雞蛋也是方便攜帶的食品。

雞蛋含有人體需要的幾乎所有的營養物質，故被人們稱作「理想的營養庫」。營養學家稱之為「完全蛋白質模式」。雞蛋蛋白質對肝臟組織損傷有修復作用，蛋黃中的卵磷脂可促進肝細胞再生。雞蛋中含有較多的維生素B_2，它可以分解和氧化人體內的致癌物質。雞蛋中的微量元素具有防癌作用。雞蛋中含有豐富的DHA等營養物質，對神經系統和身體發育有很大的作用，能健腦益智，避免老年人智力衰退，並可改善記憶力。

節令養生運動：踏青

杜甫《麗人行》詩云：「三月三日天氣新，長安水邊多麗人。」說的是唐朝時長安城外美女結伴春遊的情景。春日踏青，是我國傳統饒有風趣的節令活動。

踏青，又稱春遊，是傳統的運動養生方法之一。人們經過寒冬收斂之季，此時應順應自然之生機，走出戶外去踏青。踏青之舉，可追溯到周代的「祓禊」。「祓禊」是一種古老的除災去病活動。古人為了確保人畜平安，每於大地回春的三月上巳之日，到水邊祭祀，並聚在一起，在河邊沐浴、薰身，使用各種具有揮發香氣的中草藥擦拭身體。

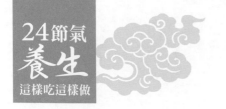

隨著時代的演進，「祓楔」風俗已逐漸消逝，但在柔風和暢、春芽初萌、春光明媚、自然生發之氣始生的春季，到郊野尋芳探勝卻一直沿襲下來，成為人們喜愛的一種休閒健身運動。

郊野的空氣新鮮，飽含有「空氣維生素」之稱的負離子。負離子進入人體血液循環後，能促進細胞代謝活動，從而使人感到精神振奮，心胸舒暢，呼吸、脈搏、血壓平穩，大腦清醒，工作學習效率倍增。負離子隨著人的呼吸進入肺部之後，作用於人的神經末梢感受器，能對大腦神經起到良好的調節作用。踏青可因人、因時、因地制宜。在人們踏青之時，不僅觀賞了大自然的奇妙風景，領略了美好的環境，也活動了身體的筋骨關節，鍛煉了人的體魄，使人氣血流通，利關節而養筋骨，暢神志而益五臟，是極富情趣和養生意義的雅事。

妙方巧治本季常見病：急性結膜炎

急性結膜炎俗稱「紅眼病」，多發於春季，為季節性傳染病，主要是通過接觸傳染，往往通過接觸患者眼分泌物或與紅眼患者握手或用髒手揉眼睛等被傳染。其病因多為病毒、細菌和過敏反應，患者自覺眼痛或癢，有分泌物並流淚，檢查可見眼瞼、結膜水腫、結膜充血。急性結膜炎特別是由病毒、細菌引起者，可引起廣泛流行，對社會和個人造成危害，應積極防治，但其預後較好，對視力無不良影響。以下食療方可緩解急性結膜炎，減輕患者痛苦。

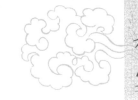
 薺菜方

材料：薺菜200克，豆腐100克，精鹽、味精、薑絲、麻油各適量。

製法：將豆腐切塊，略汆；薺菜洗淨後用開水焯一下，涼後切碎撒在豆腐上，加前述調味品拌勻服食。

用法：每日一次。

主治：急性結膜炎。

 桑葉菊花方

材料：桑葉、菊花各10克，紅花3克。

製法：桑葉、菊花、紅花洗淨，共置杯中，開水泡後，先熏患眼，熏後溫服，每劑可連泡兩次，亦可每日數劑。注意服藥期間禁食刺激、辛燥之品。

用法：每日一次。

主治：急性結膜炎。

 合歡花豬肝方

材料：合歡花10克，豬肝150克。

製法：先將合歡花用水浸泡半日，再把豬肝切片，同放入碗中，加鹽少許拌勻，蓋上蓋，隔水蒸熟，吃肝飲湯。

用法：每日一劑。

主治：結膜炎、失眠。

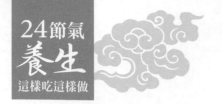

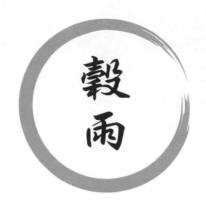

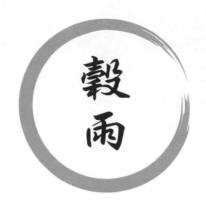 節令特點

　　每年西曆4月21日左右為穀雨，太陽到達黃經30°，為雨生百穀的意思。「三月中，自雨水後，土膏脈動，今又雨其穀於水也。雨讀作去聲，如雨我公田之雨。蓋穀以此時播種，自上而下也。」這時天氣溫和，雨水明顯增多，對穀類作物的生長發育關係很大。雨水適量，有利於越冬作物的返青拔節和春播作物的播種出苗。

　　古代所謂「雨生百穀」，反映了「穀雨」的現代農業氣候意義。每年到這個時候，都會降下綿綿細雨，且這時桃花正在開放，所以也有人稱這時候的雨為桃花雨或桃花泛。自穀雨時節起，是農事忙碌的開始。穀雨後的氣溫回升速度加快，從這一天起，雨量開始增多，豐沛的雨水使初插的秧苗、新種的作物得以灌溉滋潤，五穀得以很好地生長。

　　穀雨三候為「第一候萍始生；第二候鳴鳩拂其羽；第三候為戴任

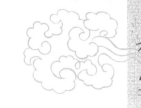

降於桑。」是說穀雨後降雨量增多，浮萍開始生長，接著布穀鳥便開始提醒人們該播種了，然後可以在桑樹上見到戴勝鳥。

養生要領

穀雨時節陽氣漸長，陰氣漸消，要早睡早起，不要過度出汗，以調養臟氣。另外，由於穀雨時節雨水較多，要防濕邪侵入人體，出現肩頸痛、關節疼痛、脘腹脹滿、不欲飲食等病症。穀雨節氣以後是神經痛，如肋間神經痛、坐骨神經痛等的發病期，預防的辦法是調暢情志，避免情緒波動，特別不要生氣。保持心情舒暢、心胸寬廣，聽音樂、釣魚、春遊、打太極拳、散步等都能陶冶性情。切忌遇事憂愁焦慮，甚至動肝火。

肝臟氣伏，心氣逐漸旺盛，脾氣也處於旺盛時期，正是身體補益的大好時機，但不能像冬天一樣進補，應當食用一些益肝補腎的食物，以順應陰陽的變化，為安然度過盛夏打下基礎。

節令衣著

穀雨時節，儘管天氣轉暖，但是氣溫變化還很大，尤其是早晚與中午的溫差相當大，因此早晚要注意保暖，老人兒童尤其要注意這一點。可適當調整穿衣層次，早晚寒涼時可多披一件衣服。晚春自然界陽氣驟升，易引動人體蓄積的內熱而生肝火，繼而誘發春日常見的鼻孔、牙齦、呼吸道、皮膚等出血症，以及頭痛暈眩、目赤眼疾等疾患，這就是所謂「春火」。抑制春火應該春捂有度。15℃是春捂的臨

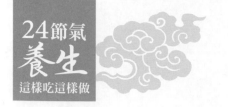

界溫度，超過15℃就要減衣，不要再捂了，再捂下去就易誘發春火產生。

起居須知

《素問 保命全形論》說：「人以天地之氣生，四時之法成。」這是說人生於天地之間，自然界中的變化必然會直接或間接對人體的內環境產生影響，保持內外環境平衡協調是避免、減少發生疾病的基礎。因此在起居方面要考慮穀雨節氣的因素，順應自然規律。

此季不宜起得太早。許多人認為穀雨前後雨水較多，早上早起運動可以呼吸新鮮空氣。其實不然。無論哪個節氣，起得過早都容易造成精神緊張，白天反而沒有精神。有人凌晨就起床晨練，由於人體此時生物時鐘尚處於「休息狀態」，人體的血壓、體溫、心跳、呼吸及腎上腺皮質激素水準還停留在「睡眠」的狀態中。另外，天還沒亮就跑到河濱或公園裡運動，太陽還沒升起，地面還聚集著較多的污濁空氣，對人體極為不利。只有待太陽出來後，植物進行光合作用，吸收二氧化碳後才排出氧氣。也只有此時，在戶外運動對人體才有益。此外，此時節早上氣溫低，過早起還易受風寒襲擊。

節令養生食譜

穀雨後漸入暮春，雨水明顯增多，氣溫也明顯回升，與此節氣相應的飲食養生方案如下。

枸杞蛋羹

材料：枸杞15克，雞蛋1～2個。

做法：將雞蛋打入碗內，加入枸杞調勻，加入少許調味品，隔水燉熟即可。

適宜人群：肝腎不足的腰膝酸軟、陽痿、早洩、遺精、目視物昏花、頭暈、陰血不足者。

禁忌：脾虛泄瀉者少食。

《神農本草經》說枸杞「主五內邪氣，熱中、消渴、周痹，久服堅筋骨」。枸杞為平補之品，既補陽，又滋陰，能益腎養精，平肝明目，凡肝腎不足之人，常食效果好。加之雞蛋營養價值高，養陰潤燥好，對於老幼及產婦尤宜。

 冬蟲夏草燉鴨

材料：冬蟲夏草10根，鴨1隻，生薑、鹽等調味品適量。

做法：先將鴨宰殺乾淨，然後將冬蟲夏草、薑及其他調味品放入鴨肚內，用線紮緊，隔水燉一小時左右。

適宜人群：適用於肺腎陰虛之久咳、虛喘、咳嗽、咯血、老年慢性支氣管炎或老年肺氣虛弱等。還可用於腎陽虛之陽痿、遺精、腰膝酸軟者。

禁忌：鴨性涼，脾胃陽虛者忌食。

冬蟲夏草味甘，性平，歸腎、肺經。冬蟲夏草既補陰又補陽，入腎經補腎助陽，入肺經補肺陰、止血化痰。《本草匯》說其「滋陰

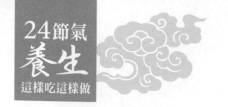

除蒸，化虛痰」。《本草從新》說其「甘平，保肺益腎，止血化痰，已勞嗽」。《藥性考》提到其「秘精益氣，專補命門」。鴨味甘，性涼，歸脾、腎、肺經。

 玄參燉豬肝

> **材料**：玄參15克，豬肝500克，生薑、鹽等調味品適量。
>
> **做法**：將豬肝切成薄片，用澱粉、薑、鹽等醃一下，玄參先用水煮半小時，與醃好的豬肝隔水同燉10分鐘左右即可。
>
> **適宜人群**：適用於夜盲症、目赤、視力減退、弱視、眼目昏花及氣血不足之面色萎黃、貧血、水腫、腳氣病者。
>
> **禁忌**：脾胃虛寒者、腹瀉者少食。

豬肝味甘、苦，性溫，歸肝經。豬肝所含維生素A較多，對於夜盲症有很好的防治效果。玄參味苦、甘、鹹，性寒，歸肺、胃、腎經。玄參功在滋陰涼血，還可軟堅解毒。本燉品既補血，又涼血滋陰，宜於春季食用。

滋補原則

穀雨是春季的最後一個節氣。穀雨後降雨增多，空氣中的濕度逐漸加大，此時人體消化功能處於旺盛時期，也是滋補身體的大好時期，適當進補可提高身體的抗病能力。其次，唐代藥王孫思邈說：「春日宜省酸、增甘，以養脾氣。」意思是當春天來臨之時，要少吃點兒酸味的食品，多吃些甜味的飲食。這樣做的好處是能補益人體的

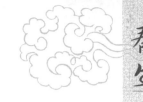
脾胃之氣。因此春季飲食調養宜多食甜，少食酸。再者就是春天飲食調養要多吃些菜。

另外，春季不宜大補。升補屬溫補，應多選擇一些滋陰清熱的產品，如食用菌、山藥、山野菜、白果等。

節令養生須知：春雨紛紛，謹防濕邪

專家說，過於乾燥的空氣對人體有害，相對地，過於潮濕的空氣也讓人體由內到外都有不適反應。

一定濕度的空氣本是正常空氣，也是正常人所需要的。理論上說，「濕」應出現在長夏（夏秋之際）。夏秋之交，天熱下降，地濕氤氳薰蒸，水汽上騰，到處充斥著潮濕。我國許多地區清明節前後濕氣來得非常重，需要提防濕氣致病。

中醫學認為，「濕邪」是「六淫」（風、寒、暑、濕、燥、火六種外感病邪的統稱）之一，在人體正氣不足，抵抗力下降時，就會成為致病因素，並侵犯人體導致疾病。

一些脾虛、陽氣不足的人容易受濕氣侵犯，成為「濕邪」。濕氣會犯脾胃，出現消化不良的症狀，還會腹瀉。注意以下幾點能減少濕侵人體導致的不適。

1.不要久居潮濕之地，儘量不要到戶外潮濕的地方勞作。

2.濕氣大、陰雨天時不要常開窗，但最好仍進行通風。

3.注意室內的抽風和抽濕。

4.即使衣服難乾也不要勉強穿不乾的衣服。

5.潮濕往往與「寒」一起來，要注意保暖，不要受涼，也不要吃太

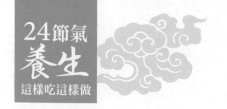
寒涼的食物，多吃健脾胃、去濕食物，適當溫補，讓濕氣隨大小便外排。

6.天氣好時要多外出曬太陽，適當運動。

節令中藥養生：中藥治療春季病毒性疾病

春天的主氣是「風」，風的特性是流動、變化，易侵入人體引發傷風感冒。如果風邪中又夾帶病毒，就會引發「風溫」——即各種流行性疾病的發生，常見的有流感、流行性腮腺炎、流行性腦膜炎、病毒性肺炎等。病毒的種類繁多，從臨床實踐中發現，很多中藥用於治療病毒性疾病療效顯著。板藍根是常用的抗病毒中藥，具有清熱解毒、涼血、利咽的功效，常用於流行性腮腺炎的治療，效果良好。另外，銀花、連翹、忍冬藤、山豆根、魚腥草、青蒿、赤芍、桑寄生、貫眾等中藥，對於菌毒均有抑制作用，具有抵抗病毒的功效。在這多種流行性疾病好發的季節裡，家裡不妨準備好防禦病毒的中藥飲品，隨時飲用，讓病毒不得近身。

節令美食：香椿

椿又名香椿頭和椿芽。穀雨前後正是香椿上市的時節，這時的香椿醇香爽口營養價值高，故有「雨前香椿嫩如絲」之說。香椿一般分為紫椿芽、綠椿芽，尤以紫椿芽最佳，它通體紫紅，芽苞肥厚，香味馥郁純正，是春天的佳餚。

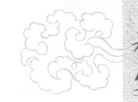

　　香椿作為佳蔬有多種吃法，除香椿拌豆腐、香椿煎雞蛋外，還可油炒、涼拌等。香椿除鮮食外，亦可用鹽醃食，即將香椿加鹽入罈封好口，待半個月後可食用，吃時切成小段以蒜泥拌食之。鮮香椿也可洗淨切段封入保鮮膜存冰箱冷凍，隨吃隨取，四季均可食用。

　　用香椿製成藥膳，不僅口感純美，且能保健療疾。鮮椿芽中含豐富的糖、蛋白質、脂肪、胡蘿蔔素和大量的維生素C。香椿營養及藥用價值十分豐富，其葉、芽、根、皮和果實均可入藥。《醫林纂要》：「泄肺逆，燥脾濕，去血中濕熱。治泄瀉、痢、腸風、崩、帶、小便赤數。」香椿具有提高肌體免疫力，健胃、理氣、止瀉、潤膚、抗菌、消炎、殺蟲之功效。

節令養生運動：蕩鞦韆

　　鞦韆古稱「秋遷」，意即用手揪著皮繩遷蕩。據說，蕩鞦韆，原稱「蕩千秋」，其俗最早為北方的山戎族所創，後來傳入中原，由於漢武帝時以「千秋萬壽」作為祝壽之辭，以後為了避諱便改稱「鞦韆」。南北朝時，從後宮逐漸傳到民間。

　　寒冬一過，人們換上春裝，架起鞦韆，在空中蕩來蕩去，翩翩若飛，可以舒展心情、開闊視野、平衡身心、增大膽量、忘卻煩惱。蕩鞦韆對於婦女尤其適合，「無風一上鞦韆架，小妹身材比燕輕」。傳統醫學認為女子多鬱症，蕩鞦韆是非藥物解鬱的好方法。

　　蕩鞦韆的健身效應是全身性的。在不斷克服緊張和恐懼心情的同時，可以增強心理承受能力和自我控制能力；在四肢和頭部受限的情況下，骨骼肌有節律地收縮和放鬆，還有利於肌纖維體積的增大。蕩

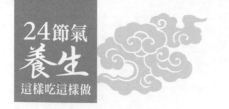

鞦韆也是一種很好的技巧性活動，經常盪鞦韆者很少發生暈車、暈船的毛病。盪得越高，時間越長，效果越好。

妙方巧治本季常見病：濕疹

　　春天是容易誘發濕疹的季節，外界環境中會出現諸多的過敏原，易導致濕疹發作，一些有過敏體質、過敏史的幼兒尤其容易發作。飲食是造成過敏的最常見因素，但過敏體質是最根本的原因。嬰兒的濕疹俗稱「奶癬」，是小兒最常見的過敏性皮膚病，多發於1～2個月大、較為肥胖的嬰兒身上，也可能發生在5～6個月大的孩子身上，容易隨天氣變化反復發作，病情時輕時重。以下方法可以緩解濕疹的病情，減輕患者痛苦。

核桃仁方

材料：核桃仁適量。

製法：將核桃仁搗碎，炒至焦黑出油，研成糊狀，冷卻後外敷患處。

用法：每日換藥1～2次。

主治：濕疹、皮炎。

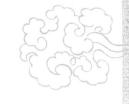

嫩苦瓜方

材料：嫩苦瓜適量。
製法：嫩苦瓜洗淨，連皮、瓤一起搗爛，敷於患處。
用法：每日換藥兩次。
主治：濕疹。

捲心菜方

材料：捲心菜250克，牛奶150克，白糖30克。
製法：捲心菜洗淨切碎，與牛奶一同煮湯，將熟時加入白糖，趁熱服食。
用法：每日一次。
主治：濕疹、痱子。

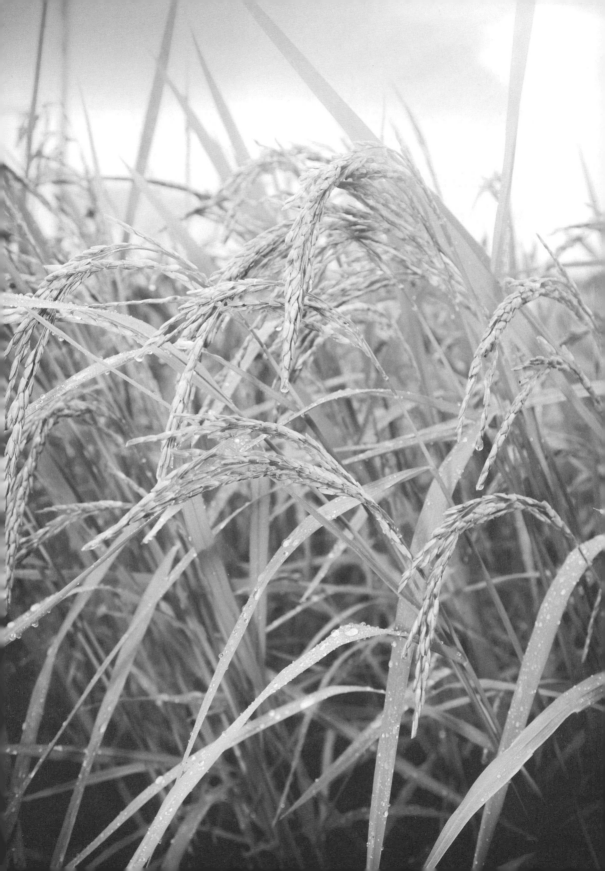

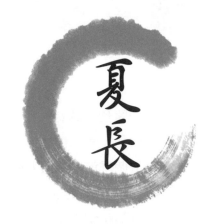

夏長

夏季是一年中的第二個季節。北半球最高的溫度就出現在夏季。《黃帝內經》稱:「夏三月,此謂蕃秀。天地所交,萬物華實。夜臥早起,無厭於日,使志無怒,使華英成秀,使氣得泄。」意思是說,夏季三個月是自然界萬物繁榮生長的季節,人應該順應夏季的特點,晚睡早起,不要抱怨白晝太長,不要惱怒或激動,而要使自己的情緒像自然界的植物一樣充沛旺盛,並且讓身體適量出些汗,使體內的陽氣及時得到宣洩。

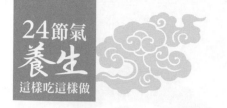
中醫理論認為人和自然界是一個統一的整體。自然界四季陰陽的消長變化，和人體的五臟功能活動相互關聯。心屬夏氣，也就是說，夏天這個季節心陽最為旺盛，功能最強大，同時也需要更多的保養。「心為一身之主」，「臟腑百骸皆聽命於心，故為君主」，「心藏神，故為神明之用」，這些說明了心臟的重要地位。心為五臟六腑之大主，在中醫中既指「血肉之心」，又是「神明之心」，具有主血和藏神的功能。心臟的陽熱之氣，不但維持了本身的生理功能，且對全身有溫養作用。

夏三月飲食宜清補。《呂氏春秋》指出：「凡食無強厚味。無以烈味重酒。」從營養學角度看，飲食清淡在養生中有不可替代的作用。飲食不應該過鹹、過甜。夏季重在養心，心為「火臟」，少吃熱性食物，多吃酸味、甜味的食物，以清熱解毒和消炎泄火，增加體內水分，補充身體消耗。中醫認為紅色食物，如番茄、西瓜等，可幫助人體補血生血、清除血管內的淤滯。另外，夏天又是多雨季節，暑濕當令，食欲不佳，可用健補脾胃、化除濕邪，又性質平和、補而不膩的食品。

《黃帝內經》還強調，夏季要「更宜調息淨心，常如冰雪在心，炎熱亦於吾心少減。不可以熱為熱，更生熱矣」。所以在炎熱的夏季要盡量做到「靜心、安神、戒躁、息怒」，以保持良好的情緒。

夏季高溫悶熱，人體消耗特別大，各器官的衰老比其他季節更為明顯，而夏季進行適當運動可以提高身體各器官的機能，有助於延緩衰老。夏季運動的時間應選在早晚氣溫涼爽時進行，最好在有花有草、有水有樹、視野開闊、環境優美、空氣清新、濕潤清爽的開放場所進行。

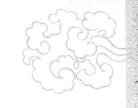

夏長

立夏、小滿、芒種、夏至、小暑、大暑

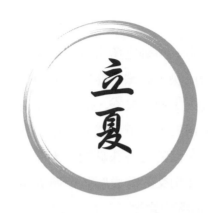

節令特點

每年5月5日或6日，太陽到達黃經45°為「立夏」。我國自古習慣以立夏作為夏季開始的日子。《月令七十二候集解》中說：「立，建始也，」「夏，假也，物至此時皆假大也」。這裡的「假」，即「大」的意思。萬物至此皆已長大，故名立夏也。習慣上人們將立夏作為夏季的開始。此時氣溫顯著升高，炎暑將臨，雷雨增多，植物進入生長旺季，是一個重要節氣。

立夏三候為「一候螻蟈鳴；二候蚯蚓出；三候王瓜生。」即是說這一節氣中首先可聽到蝲蝲蛄（即螻蛄）在田間的鳴叫聲（一說是蛙聲），接著便可看到蚯蚓掘土，然後王瓜的蔓藤開始快速攀爬生長。

養生要領

立夏也被人們稱為「孟夏」，即夏天的開始。這時天氣逐漸轉

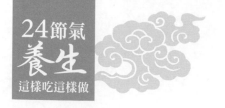

熱,植物生長旺盛。

中醫學認為「心者,精神之所舍也」。人的精神思維活動,是大腦對外界客觀事物的反映,心臟所運營的血液,就是神志活動的物質基礎。心在五行中屬火,通於夏季,心的經脈屬手少陰。古人說「心為君主之官」,「上通於舌,下通關元,居於肺下肝上」。說明心具有主宰人體上下、統管臟腑的特殊職能。因此這個季節有利於心臟的生理活動。人們在節氣相交的時候應該順應天氣的變化,所以立夏的養生中應著重關注對心臟的養護。

立夏節氣,應當舒展心情,保持安閒的心態,以免暴喜、暴怒傷及心陽。立夏節氣後,人們衣衫也比較單薄,即使平時身體很好的人也要當心外感風寒。在這個季節一旦患病,中醫也不主張輕易使用發汗的藥劑,避免汗多傷心。老年人更要注意避免氣血淤滯,預防心臟病發作。清晨可吃洋蔥少許,晚飯後飲少量紅酒,保持血氣通暢。在膳食保養中,這個季節應以低脂、低鹽、多維生素、清淡為主。

節令衣著

立夏後,氣溫普遍升高,會導致人大量出汗。出汗時,大部分汗來不及蒸發而留在皮膚的表面,其中又多被貼身衣物所吸附。因此,夏季內著的禁忌不容忽視。

麻、絲、棉織品等具有良好的透氣性、吸濕性、排濕性、散熱性,是熱天最理想的內衣面料。夏天忌穿用化纖物製作的內衣,因其透氣性、吸排濕性相對較差,稍有出汗,內衣便發黏,熱量不易散發,產生悶熱、潮濕的內環境。隨著濕度的增加,局部微生物迅速繁

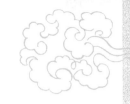

殖，使汗液中的尿素分解成氨，發出難聞的汗臭味；微生物的產物也使皮膚受到異常刺激，極易誘發痱子、皮炎。

夏季內著應勤洗勤換，且應在陽光下晾曬。如今年輕女性在夏天喜歡穿緊身衣褲，追求「曲線美」，這本來無可厚非，但考慮到健康問題，緊身衣褲還是少穿為宜。緊身褲之所以不適於夏天穿著，是因為女性的陰道常分泌一種酸性液體，使外陰保持濕潤，有防止細菌侵入和殺滅細菌的作用。若褲子穿得過緊，不利於濕氣散發，長時間處於過熱、過濕的環境，為細菌繁殖創造了有利條件，容易引發陰道炎症、瘙癢，甚至泌尿系統感染。因此，下著宜寬鬆，大小適中，且儘量少穿化纖材質的。

起居須知

立夏時節對居室的佈置很重要，要在室內採取必要的遮陽措施，設法減少或避免一些熱源和光照；窗子應掛上淺色窗簾，以求涼爽。要把冬春季節的衣服、被褥等該收的東西全部收入櫥內。條件許可的話，要調整好影響室內通風的傢俱，以保持室內有足夠的自然風。由於白天室外溫度高，因此，如果太陽光強的話，可以從上午9點至下午6點把門窗關好，並拉上淺色窗簾。另外，入夏以後居室就要加強消毒。由於夏季氣溫高，病菌繁殖很快，造成痢疾、傷寒、霍亂等腸道傳染病的病原細菌增多，所以居室要經常用適量的消毒液進行消毒。

立夏時節，要及時調整自己的工作計畫和生活節奏，以順應夏季晝長夜短的特點。要睡好午覺，以保證充足的睡眠。聽聽音樂，想想美好的事情，或去公園散步、郊遊，盡可能讓肌體和思想獲得充分的

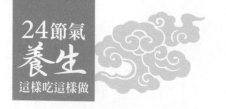

放鬆。要節欲守神，以保持樂觀的情緒。注意戒躁戒怒，做到心靜。

　　立夏時節氣溫漸高，人體易出汗。其實汗液本身是無味的，只是汗液長時間滯留在皮膚和衣服上，便會發酵變質而有臭味。因此出汗後要及時揩乾、換衣。不及時消汗，易患濕疹或斑疹。

節令養生食譜

　　立夏時節氣溫升高，炎暑降臨，雨水增多。這個時節的飲食養生方案建議如下。

粟米粥

材料：粟米300克。

做法：將粟米放入鍋中加水煮，熬成粥。

適宜人群：適用於脾胃虛弱的消化不良、體質虛弱、營養不良、尿少、尿赤痛者。

　　粟米營養豐富，含較多的維生素A、胡蘿蔔素、鐵、鎂、鋅、硒等礦物質，有補益作用。粟米味甘、性寒涼，歸脾、胃、腎經。其性寒涼，又可清熱除煩，癒瘡，助消化，尤適於脾胃虛弱、體質虛損之人，更宜夏天食之以補胃氣，常食效佳。

芝麻粳米粥

材料：粳米200克，黑或白芝麻250克，白糖適量。

做法：先乾炒芝麻，炒至聞到香味後起鍋，研成細末，貯於罐中。

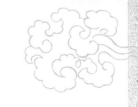

每次放少許於煮好的粥內，加適量白糖，即可食用。

適宜人群：適用於肝腎不足的眩暈、健忘、腰膝酸軟、頭髮早白，
肺陰虛的乾咳少痰、皮膚乾燥症，脾胃陰虛的大便乾結，陰
血不足的產後少乳者。

禁忌：腹瀉者忌食用。

芝麻為滋補強壯之佳品，其味甘、性平，歸肺、脾、肝、腎經，
其成分含蛋白質、脂肪、葉酸、尼克酸、煙酸、芝麻素、芝麻酚、糖
類、卵磷脂、維生素E、銅、鈣等。《本草綱目》說其「補五臟、益氣
力，久服輕身不老」。

芝麻根據其顏色有黑、白之分，二者功效大抵相同，但白芝麻
重在潤腸通便、滋陰養血，黑芝麻強於滋補肝腎、烏鬚髮。故脾胃
陰虛、陰血不足之便秘、產後少乳者應多吃白芝麻；而肝腎不足、眩
暈、腰膝酸軟、頭髮早白者應多吃黑芝麻。芝麻中的不飽和脂肪酸、
維生素E、卵磷脂可延緩衰老。

絲瓜粥

材料：粳米200克，絲瓜100克，鹽、味精等調味品適量。

做法：絲瓜去皮後切小塊。將粳米熬成粥，起鍋前，放入切好的
絲瓜，再煮開幾分鐘，加入適量調味品，即可。

適宜人群：適用於熱病煩渴、身熱、痰喘咳嗽、崩漏、腸風痔漏、
血淋、療瘡、癰腫、乳汁不通者。

禁忌：陽痿者忌食用。

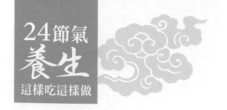

夏季食用絲瓜既可清暑，又可涼血，特別對熱病、痰多、療瘡、癰腫等最宜。絲瓜其味甘，性涼，歸肝、胃經。其成分主要有皂甙、絲瓜苦味質、蛋白質、脂肪、維生素B、維生素C、木聚糖等。《本草綱目》記載，絲瓜「煮食除熱利腸……去風化痰、涼血解毒、殺蟲、通經絡、行血脈、下乳汁、治大小便下血」。

滋補原則

立夏時分，天氣還不算特別熱，根據個人體質適當進補並無大礙。若進補肉食，以雞肉、鴨肉、瘦豬肉、鴿肉等平性或涼性肉類為好。夏季氣溫較高，人體新陳代謝增快，能量消耗大，因此蛋白質的供應應酌量增加，每日攝入量應在100～120克為宜。植物蛋白可以從豆製品中獲得，動物蛋白除了乳製品外，還應適當多吃一些魚、蛋和瘦肉。

夏季提倡吃涼性食物滋補，但並非所有人對羊肉等溫性肉類都該「敬而遠之」。冬季常發慢性病，如慢性支氣管炎、支氣管哮喘、風濕性關節炎等患者，若在夏季緩解期內吃一些具有溫補作用的食物，到冬季就能最大限度地減少或避免上述疾病發生，達到「冬病夏治」的效果。

節令養生須知：夏季養生「清」為貴

入夏之後，天氣逐漸變熱，故需以「涼」克之，「燥」以「清」驅之，因此，夏季養生的關鍵在於「清」。要做到這一點，就要注意

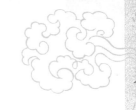

以下幾個方面。

1.思想宜清靜：盛夏酷暑炎熱，人們容易悶熱不安和困倦煩躁，所以，首先要使自己的思想平靜下來，神清氣和，心靜自然涼。

2.飲食宜清淡：炎夏的飲食應以清淡、質軟，易於消化為主，少吃高脂厚味及辛辣上火之物。清淡飲食能清熱、防暑、斂汗、補液，還能增進食欲。多吃新鮮蔬菜瓜果，既可滿足所需營養，又可預防中暑。主食以稀為宜，如綠豆粥、蓮子粥、荷葉粥等；可適當喝些清涼飲料，如酸梅湯、菊花茶等，但冷飲要適度，不可偏嗜寒涼之品，否則會傷陰而損身。另外，吃些醋，既能生津開胃，又能抑制、殺滅病菌，預防胃腸道疾病。

3.住房宜清涼：早晚室內氣溫低，應將門窗打開，通風換氣。中午，室外氣溫大大高於室內，必須把門窗緊閉，拉好窗簾，或再加上一層紙紗，拒熱於室外。這樣，陰涼的室內環境，會使人心靜神安，午睡、休息就會舒服。

4.遊樂宜清幽：炎夏不可遠途跋涉，應該就近尋幽。早晨，曙光初照，空氣清新，可到草木繁茂的園林散步，吐故納新。傍晚，當太陽下山之後，可漫步於河邊、湖畔，讓習習涼風消除一天的疲勞。

節令中藥養生：立夏防暑熱，藥湯保安康

進入夏季後，隨著氣溫升高，胃腸功能趨向虛弱，另外，貪涼等因素也容易導致腹瀉。夏季體虛健康狀況下降時，可有選擇地喝些藥湯，這樣有助於調整身體的功能，快速恢復健康。

1.消暑消食湯：山楂、甘草、麥芽各50克，清洗乾淨，放入砂鍋，

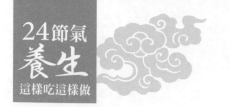

加水適量，置於火上，煮沸10分鐘後，放入薄荷葉50克，立即蓋上鍋蓋並離火。5分鐘後，去渣取汁，即可飲用。這一劑湯具有消暑解渴、健脾消食的作用，對於暑天的風熱感冒、發熱、頭痛目赤等病症有較好的防治作用。

2.清暑養陰湯：枸杞子、五味子各12克，甘草9克，清洗乾淨，放入砂鍋，加水適量，置於火上，煮沸10分鐘後，加入9克薄荷葉，加蓋，離火。5分鐘後，加入白糖攪拌均勻，即可飲用。這一劑湯具有益氣養陰的作用，對於暑天的中暑、內熱等病症有較好的防治作用。

3.防暑清咽湯：玄參、麥冬各15克，桔梗、甘草各5克，清洗乾淨，放入砂鍋，加水適量，置於火上，煮沸15分鐘後，離火，加入白糖、洗淨的膨大海10克。涼後置入冰箱，適時取用。這一劑湯可解口乾舌燥，並治療急慢性咽喉炎等病症。

4.祛暑涼血湯：大青葉、白茅根、魚腥草、金銀花、淡竹葉各20克，清洗乾淨，放入砂鍋，加水適量，置於火上，煮沸（沸後小火）20分鐘後離火。去渣取汁，加入白糖，攪拌勻。涼後置入冰箱，每日飲用2～3次。這一劑湯具有清熱解毒、涼血止血的作用。適用於治療暑天咳嗽，清熱利尿，效果極佳。

5.祛暑益氣湯：太子參、沙參、麥冬各15克，用水浸泡1小時後，放入砂鍋內，加水適量，置於火上，煮沸30分鐘後離火，加入白糖攪拌，晾涼後，擠檸檬汁數滴，置入冰箱冷藏。這一劑湯具有益氣養陰、潤胃生津的作用，適用於治療眩暈、心悸、乏力者以及老人和兒童飲用。飲用時，可取一份加入涼開水稀釋沖和。

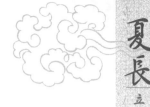

節令美食：蠶豆

蠶豆是南方「立夏三鮮」之一。蠶豆，又叫胡豆、佛豆、羅漢豆，江南一帶喜歡在立夏時節食豆，因此蠶豆又稱作立夏豆，不少人家還將蠶豆跟大米飯一鍋煮，稱為「蠶豆飯」。

據《太平御覽》記載，蠶豆是張騫出使西域時帶回的豆種。王禎的《農書》評價蠶豆是「百穀之中最為先登之物，蒸煮皆可食，代飯充饑」。確實，蠶豆既是糧食，又是小菜，既是「閒食」，又是補品。

菜用蠶豆是季節性很強的鮮豆類蔬菜。鮮蠶豆色澤翠綠，形似臥蠶，口感鮮香，可炒可燴，葷素皆宜。鮮蠶豆每年立夏以時鮮入市，上市期很短。時令一過，蠶豆老了就不再適宜鮮吃，晾曬後便是乾蠶豆了。

值得一提的是蠶豆中維生素B_1的含量可觀，在各類蔬菜中名列前茅，僅低於鮮豌豆。其含量相當於大白菜的5.4倍，菠菜的3.4倍，白蘿蔔的12.3倍，黃瓜的1.3倍，所以，用鮮蠶豆為主料烹製的菜品富含維生素B_1，立夏時節多吃有助營養均衡。

節令養生運動：腦頸操

大腦是人體司令部，腦衰則體衰；脖子也很重要，它是連接頭與軀體的「交通要道」。自立夏開始，就進入炎熱的夏季。夏季時人的運動量減少，頭頸關節容易疲勞，可練習腦頸操來進行緩解。腦頸操可坐著練，動作不大，適於夏季練習，方法如下：

挺胸，頭向左扭至極點，停一會兒，然後回到原位；再向右扭到

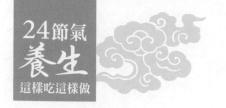
極點,再回到原位,反復做四個八拍。

頭先由左向右轉圈,停一會兒;再由右向左轉,停一會兒,做四個八拍。

頭先向左扭至極點,停一會兒;再向右扭至極點,停一會兒。然後以下巴引導,頭向前劃弧,停一會兒;然後頭再後仰至極點,停一會兒,做四個八拍。

頭儘量向上伸,至極點,停一會兒;再儘量向下縮,停一會兒,做四個八拍。

嘴儘量張大,停一會兒。搓手至熱,然後乾洗臉數次,即結束。

妙方巧治本季常見病:腹瀉

由於飲食、貪涼等因素的影響,夏季成了感染性腹瀉的多發季節,因此防治腹瀉顯得尤為重要。腹瀉又稱泄瀉,是由於脾胃功能障礙,脾虛濕盛,傳導失常而致的一種常見疾患,是指排便次數增多,糞便稀薄或伴有黏液、膿血、未消化食物等。腹瀉嚴重者可造成胃腸分泌液大量流失,產生水與電解質平衡的紊亂,以及營養物質缺乏所帶來的各種後果。

出現腹瀉問題後切記對症用方,這樣才能儘快痊癒。以下食療方可緩解腹瀉,減輕痛苦。

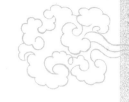

 山藥大棗方

材料：鮮山藥200克，大棗肉400克，鮮扁豆60克，陳皮絲5克。
製法：將山藥洗淨、去皮、切片，再將棗肉、扁豆切碎，然後加入陳皮絲，和勻，隔水清蒸成糕。
用法：每日清晨空腹食用60克。
主治：脾虛久泄。

 橄欖生薑方

材料：鮮橄欖7枚，生薑15克，紅糖15克。
製法：將橄欖洗淨搗碎，加入紅糖、生薑，水250毫升，煎煮10分鐘左右，去渣取藥液。
用法：飲之。
主治：腸炎、痢疾。

 牛肉陳皮生薑山藥方

材料：牛肉200克，陳皮10克，生薑10克，鮮山藥200克。
製法：牛肉洗淨切小塊，生薑切片，鮮山藥洗淨、去皮、切塊。鍋加水1500毫升，入牛肉，待水沸時入陳皮、生薑，煎煮30分鐘後，再入山藥，續煮30分鐘，即成。
用法：食肉飲湯。
主治：腹瀉、腸炎、腹脹。

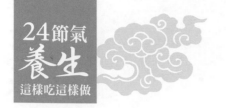
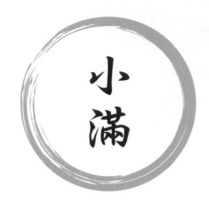

小滿

節令特點

　　每年西曆5月21日左右為小滿，處於太陽黃經60°。小滿其含義是夏熟作物的籽粒開始灌漿飽滿，但還未成熟，只是小滿，還未大滿。古有「大落大滿，小落小滿」之諺語。「落」是下雨的意思，雨水愈豐沛，將來愈是大豐收。此節氣雨水充沛，光照充足，溫度適宜，對小麥灌漿和春播作物生長有利。但有些年份降水少，乾熱風頻繁，對作物生長尤其是對小麥灌漿危害很大。有時大風伴有雷雨。

　　小滿三候為「一候苦菜秀；二候靡草死；三候麥秋至。」是說小滿節氣中，先是可以看到苦菜已經枝葉繁茂，可以採食了，接著是喜陰的一些枝條細軟的草類在強烈的陽光下開始枯死，然後麥子就成熟，可以收割了。

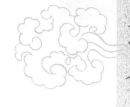

養生要領

人體是一個有機的整體，人與外界的環境因素密切聯繫，需要掌握自然規律，並且順應自然界的變化，保持體內、體外環境的和諧，才能達到防病、保健的目的。中醫認為，疾病的產生關係到正氣和邪氣兩方面。邪氣是導致疾病產生的條件，但人體的正氣不足才是發病的內在原因和根據。因此，在養生觀中，我們應該儘量從增強肌體正氣和防止邪氣入侵兩方面入手。

小滿節氣正值5月下旬，氣溫明顯增高，如果睡覺時貪涼容易引發風濕病、濕性皮膚病等。在這個節氣的養生中，「未病先防」的養生觀點應該大力提倡。在沒有任何疾病的情況下，也要做好各種預防工作。

小滿天氣炎熱，晝長夜短，晚間睡眠不足，人體經過一個上午的勞動和工作，體力和精力消耗較大，所以午睡對保障身體健康、減少某些疾病的發生有著關鍵的作用。

節令衣著

人在不同的衣著條件下，會有不同的舒適感。在不運動的情況下，穿著普通衣物，溫度22℃～25℃，相對濕度50％比較舒適；而裸體及穿薄衣服時，溫度維持在27℃～30℃時會感覺舒適。為了達到人體的舒適感，選擇合適的衣服是十分必要的。那麼炎炎夏日穿著什麼衣服才能讓人舒適涼爽呢？

根據小滿時節的氣溫特點，衣著最佳搭配是：外穿化纖衣服，內

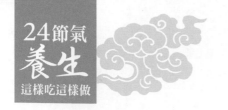
穿純棉背心和短褲。因為棉纖維具有吸水的特點，可將人體的汗液吸收，加之棉背心和短褲與化纖衣服之間有一定空隙，衣內水蒸氣含量不會處於飽和狀態，汗腺可照常排泄，並散發熱量。這樣濕度一定，溫度降低，人就不會有悶熱感。

起居須知

小滿時節氣溫明顯增高，雨量增多。下雨後，氣溫會急劇下降。所以，此時要注意氣溫變化，雨後要添加衣服，不要著涼受風而患感冒。由於天氣多雨潮濕，如果起居不當，必將引發風疹、風濕症、汗斑、濕疹、香港腳、濕性皮膚病等病症。

一個人不出汗，對健康是不利的。每天在室外活動一下，出點兒汗，洗個澡，便能順利地度過炎夏。但如果運動量太大，出汗過多，造成身體新陳代謝過快，則不利於身體健康。

由於夏季晝長夜短，且夜間溫度較高，易影響睡眠。許多人會採用午睡的方法來補眠。一些人午睡採用坐姿，即趴在工作臺上或課桌上，這樣做將不利於消除疲勞。因為人體處於睡眠狀態時，全身肌肉鬆弛，血液循環減慢，頭部供血減少。如果採用坐姿，人醒來後會感到頭暈、腦脹、耳鳴、腿軟、視線模糊、面色蒼白等大腦缺血、缺氧症狀。伏在桌上休息還會使眼球受壓，眼壓增高，易誘發眼疾。

午睡以平臥姿勢為佳，但如果午睡時間過長，在沉睡階段時，腦部血量減少，呼吸頻率減緩，體內的各種代謝活動也相對減弱。這時，一旦醒來就急忙去工作或學習，腦部供血量不足，就會出現短暫的功能性紊亂，使人頭昏腦脹。因此睡醒後最好躺10分鐘再起床為

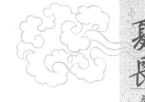

宜。為了保證午睡品質，午餐時不宜飲酒，喝咖啡、濃茶，以免興奮而難以入睡，餐後不宜倒頭便睡，應活動10分鐘再就寢。

☕ 節令養生食譜

小滿節氣，雨水充沛，光照充足，飲食應以調配陰陽為主，其養生飲食方案如下。

☕ 蒜蓉莧菜

材料：莧菜250克，大蒜25克，食用油50克，精鹽3克。

做法：莧菜摘洗乾淨，大蒜切成細粒。將莧菜放入八成熱的油鍋，炒軟，加鹽、蒜蓉即成。

適宜人群：痢疾便血或腸炎濕熱腹瀉，膀胱及尿道炎，小便短赤，尿血，痔瘡出血，老人大便難，婦女赤白帶下及黃疸者。

禁忌：脾虛易瀉或大便溏者慎食用。孕婦亦不相宜。

莧菜味甘，性微寒，能清熱解毒，利尿除濕，通利大便。大蒜有降壓降脂降血糖的作用，其所含大蒜素和大蒜新素能抗菌消炎，尤對各種桿菌、球菌、真菌、滴蟲、立克次體有殺滅或抑制作用。

☕ 青荷包三絲

材料：鴨脯肉75克，雞胸肉150克，鮮荷葉3張，綠豆芽250克，生薑15克，蔥10克，胡椒2克，味精1克，雞蛋1個，澱粉10克，精鹽3克，菜油1000克，豬油40克。

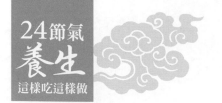
> **做法：**綠豆芽摘去頭尾，洗淨入沸水燙一下撈起；荷葉洗淨燙軟漂涼，切成20張。雞胸肉、鴨脯肉洗淨切絲；生薑、蔥洗淨切細絲；雞蛋去黃留清，用蛋清澱粉漿好豆芽、豬油、蔥、薑絲、精鹽、味精拌勻。雞絲、鴨絲用精鹽、胡椒、味精、薑、蔥拌勻醃漬5分鐘；先取一份豆芽放在荷葉上面，再放一份雞鴨絲，然後包好，共包20個。鍋置火上注入菜油，待油燒至九成熱時，將荷葉包放在漏勺裡，反復淋以熱油，大約5分鐘即可。
>
> **適宜人群：**適用於身體虛弱、陰虛火旺及暑濕泄瀉、眩暈等症，是夏季的時令菜。體力勞動者、運動員常食能消除疲勞，增強體質，保持旺盛精力。

荷葉主治暑熱、泄瀉、頭暈、出血，性平，味苦，是清熱解暑的良藥。現代醫學研究發現，荷葉的有效成分為荷葉鹼、蓮鹼、荷葉苷等，不僅能降壓降脂，還能減肥。

全瓜鴨

> **材料：**西瓜1個（選中等大小，以能裝下鴨肉為好），鴨1隻，生薑、蔥各10克，料酒20克，精鹽、白糖各5克，胡椒3克，味精1克。
>
> **做法：**鴨宰殺洗淨，去內臟、腳爪，入沸水汆透，撈出後剔去大骨切成塊。生薑切片，蔥切長段。在瓜蒂處切開茶碗大的口，用湯匙挖出瓜瓤。將鴨塊放入瓜內，再放入生薑片、料酒、精鹽、白糖、蔥段、胡椒，加水淹沒鴨塊。把切下

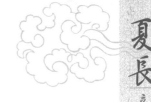

的瓜蒂蓋在西瓜開口處，用竹籤釘死。取瓷盆一個，將西瓜放入，上籠武火蒸約兩小時，至肉熟時取出。食用時打開瓜蒂即可。

適宜人群：適用於暑熱煩渴，熱盛津傷；水腫，小便不利，乾咳少痰，骨蒸發熱，血虛或陰虛陽亢，頭痛頭暈者。此菜還是夏季高溫作業人員的良好清補食品。

禁忌：素體脾胃虛寒、便溏腹瀉及表證未解者不宜。

西瓜味甘，性寒，能清熱解暑，除煩止渴，利小便，降血糖。用於暑熱傷津、心煩口渴，心火上炎，口瘡舌赤，小便短赤，飲酒過度。也可用於腎炎水腫和高血壓。鴨肉味甘、鹹，性微涼，能補陰益血，清虛熱，利水。

滋補原則

小滿滋補飲食除了要著眼於清熱消暑外，還要注意不要損傷了脾肺之氣。《千金要方》裡說：「夏七十二日，省苦增辛，以養肺氣。」意思是，夏天儘管天氣熱，但人們不可食苦味的食物太多，一定要多吃點兒辛味的食物，這樣可避免心氣偏亢（中醫認為苦味入心），有助於補益肺氣（心屬火，肺屬金，火克金，心火不亢，肺氣平和）。《養生論》裡也說：「夏氣熱，宜食菽以寒之，不可熱也。」現代醫學認為，夏季由於炎熱的刺激，神經中樞處於緊張狀態，內分泌腺的活動水準也有改變，引起消化能力降低，胃口不開，不欲飲食。如果吃含脂肪多的食物，易使胃液分泌減少，胃排空減

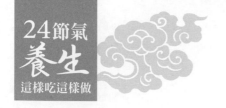

慢。因此，小滿時節最好吃些清淡少油、易消化的食物。

節令養生須知：夏天吃水果，先分寒與熱

　　夏天的水果多屬寒涼性，比如西瓜等各種瓜類。一般來說，實熱體質的人夏天代謝旺盛，交感神經佔優勢，出汗多，經常臉色通紅、口乾舌燥、易煩躁、容易便秘，夏天特別喜歡吃涼食。所以，熱體質人群可適當多吃一些寒涼性的水果。但寒性水果不能多吃，否則反而對身體有害。適合夏日食用的寒涼水果有香瓜、西瓜、梨、香蕉、奇異果、芒果、柿子、甜瓜等。

　　雖說夏天寒涼性水果比較多，但在眾多水果中，像荔枝、杏等溫熱性水果也很受人們歡迎。尤其對虛寒體質的人來說，他們氣虛脾虛，基礎代謝率低，體內產生的熱量少，四肢即便在夏天也是冷的。相較而言，這類人群的面色比常人白，而且很少口渴，不喜寒涼，包括進冷氣房間。所以，這些人多吃些溫熱水果無疑是補寒佳品。

　　不過，一般人大熱天吃太多溫熱的水果卻很容易上火。比如，荔枝中含有降糖成分，多吃會出現低糖反應。而對於熱性體質的人，由於本身就精力充沛、晚上不易入眠，再加上代謝率偏高，所以更不能吃溫熱水果；另外，正在發燒或某器官正在發炎的孩子也儘量避免食用。夏日溫熱水果有荔枝、桃、龍眼、芭樂、櫻桃、椰子、榴槤、杏等，這些水果較適合虛寒體質的人。

　　介於寒熱之間的水果屬於平和性，這類水果像葡萄、鳳梨、芒果、橄欖、白果、李子等，不同體質的人都可以吃。

　　除了吃水果要注重營養之外，夏天吃水果最重要的是別貪涼。很

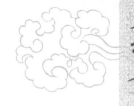

多人都愛把水果放冰箱裡凍著吃，雖然冰過的水果口感特別好，但太涼的水果會刺激腸胃蠕動變慢，反而會造成消化不良，尤其是胃寒或有輕度胃炎的人得注意。荔枝、柿子、梨等一般冰一兩個小時就差不多了，千萬別留到第二天。

節令中藥養生：小滿防病，首選「三花」

到了小滿，氣候就已經很熱了。夏天易患的疾病開始頻頻出現，針對這些問題，「三花」可以有效解決。

1.金銀花：中醫認為，金銀花性寒味甘，它是古代清熱解毒的聖藥。現代醫學研究證實，金銀花有較強的廣譜抗菌作用，廣泛用於風熱感冒、咽喉疼痛、口糜目赤以及外科皮膚瘡瘍、丹毒等症。在酷暑炎夏，金銀花可清熱、降溫、解暑，並對預防夏季小兒痱毒癤腫等病症也有良好作用。

2.菊花：中醫認為，菊花性味辛、甘、苦、微寒，具有疏風清熱、解毒、清肝明目的功效。現代藥理研究證實，菊花還有明顯的解熱、降血壓作用，可治療感冒頭痛及肝火上擾引起的目赤腫痛。暑日用菊花，不但能解暑，還可治頭暈眼花、昏厥中暑等症。

3.薔薇花：中醫認為，薔薇花性味甘涼，除了可用於治療口腔炎、瘧疾等疾病外，還具有清暑和胃的功效，夏天代茶飲能生津止渴，清熱除煩。

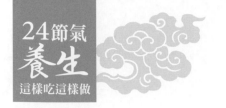
節令美食：鴨肉

夏季氣溫過高，很多人會上火，感到口渴乾燥，吃鴨肉正好可以應對這些現象，甚至低燒、體質虛弱、有水腫現象的也可以得到改善。

公鴨肉性微寒，入藥以老而白、白而骨烏者為佳。用老而肥大之鴨同海參燉食，具有很強的滋補功效。燉出的鴨汁，善補五臟之陰和虛癆之熱。鴨肉屬涼性，根據中醫「熱者寒之」的原則，特別適合苦夏、上火、體內生熱者食用。夏季在食用鴨肉時最好燉食，也可加入蓮藕、冬瓜等蔬菜煲湯食用。

鴨肉性寒、味甘、鹹，歸脾、胃、肺、腎經；可大補虛勞、滋五臟之陰、清虛勞之熱、補血行水、養胃生津、止咳自驚、清熱健脾、虛弱浮腫。鴨肉性涼，味甘，有滋陰補氣之功，適合任何體質的人食用，是夏季進補佳品。

節令養生運動：八段錦

八段錦是古代傳統功法之一，能使軀體四肢的運動與調心、調息相結合，具有動作簡單易行，效果顯著的特點。八段錦的運動量不大，但作用卻是多方面的。雖四季均可練，但尤其適合夏季練習。

很多人在小滿前後會強烈感覺到氣溫升高，而產生心煩、不思飲食等「苦夏」的症狀。而練八段錦不會多汗，能使心情平靜，有降溫的作用。現代研究表明，這套功法能改善體液調節系統的機能，加強血液循環，對腹腔有良好的按摩作用，能糾正肌體異常反應，所以對許多疾病具有預防和康復作用。

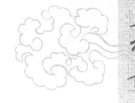

兩手托天理三焦

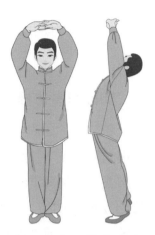

兩足平開同肩寬，松靜自然，寧神調息，舌抵上齶，氣沉丹田，鼻吸口呼。兩手由小腹向前伸臂，手心向下向外劃弧，順勢轉手向上，雙手十指交叉於小腹前，隨吸氣，緩緩屈肘沿靜脈上托，當雙臂抬至肩、肘、腕相平時，翻掌上托於頭頂，雙臂伸直，仰頭直視手背，稍停片刻；隨呼氣鬆開交叉的雙手，自體側向下劃弧，慢慢落於小腹前，仍十指交叉、掌心向上、恢復如起勢。稍停片刻，再如前反覆練6～8次。

左右開弓似射雕

松靜站立同前，左足向左橫跨一步，雙腿屈膝下蹲成馬步站樁，兩膝做內扣勁，兩足做下蹬勁，臀髖呈下坐勁，如騎馬背上，兩手空握拳，屈肘放於兩側髖部，距髖約一拳左右。隨吸氣，兩手向前抬起平胸，左臂彎曲為「弓手」，向左拉至極點，如拉緊千斤硬弓，開弓如滿月；同時，右手向右伸出為「箭手」，手指做劍訣（即食、中二指併攏伸直，其餘三指環曲捏攏）順勢轉頭向右，通過劍指，

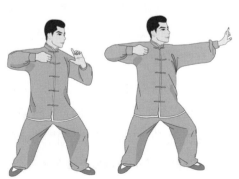

凝視遠方，意如弓箭待機而發。稍停片刻，隨呼氣將兩腿伸直，順勢兩手向下劃弧；收回胸前，再向上向兩側劃弧，緩緩下落於兩髖外側，同時收回左腿，還

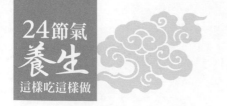

原為站式。再換右足向右橫跨，重複如上動作。如此左右交替做6～8次。

調理脾胃單舉手

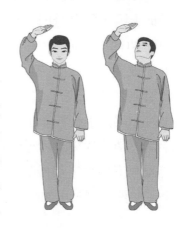

松靜站立如前，兩臂下垂，掌心下按，手指向前，成下按式站樁。兩手同時向前向內劃弧，順勢翻掌向上，指尖相對，在小腹前如提槍式站樁。隨吸氣，翻掌，掌心向下，左手自左前方緩緩上舉，手心上托；指尖向右，至頭上左方將臂伸直；同時，右手下按，手心向下，指尖向前，上下二手做爭力勁，稍停片刻，隨呼氣，左手自左上方緩緩下落，右手順勢向上，雙手翻掌，手心向上，相接於小腹前，如起勢。如此左右交換，反復做6～8次。

五勞七傷往後瞧

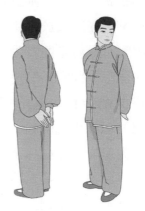

松靜站立如前，先將左手勞宮穴貼在小腹下丹田處，右手貼左手背上（女性相反），配合順腹式呼吸，吸氣使小腹充滿，隨呼氣，轉頭向左肩背後望去，想像內視左足心湧泉穴，並以意領氣至左足心；稍停片刻，再吸氣，同時將頭轉向正面，並以意領氣，從足心經大腿後面上升到腰陽關穴，再到命門穴。隨呼氣，再轉頭向右肩背後望去。如此左右交替做6～8次。

搖頭擺尾去心火

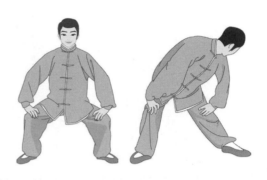

松靜站立如前，左足向左橫開一步成馬步，體正目平，兩手反按膝上部，手指向內，臂肘做外撐勁。呼氣，以意領氣由下丹田至足心，意守湧泉穴；吸氣，同時以腰為軸，將軀幹搖轉至左前方，頭與左膝呈一垂線，臀部向右下方做撐勁，目視右足尖，右臂繃直，左臂彎曲，以助搖擺；稍停片刻即呼氣，意念同上，同時向反方向搖擺，過正中線時開始吸氣，動作同上。如此左右搖擺6～8次。

兩手攀足固腰腎

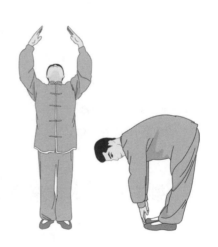

松靜站立，兩腿繃直，兩手叉腰，四指向後托腎俞穴；先吸氣，同時上身後仰，然後呼氣，同時上體前俯；兩手順勢沿膀胱經下摩至足跟，再向前攀足尖，意守湧泉穴；稍停後緩緩直腰，手提至腰兩側叉腰，以意引氣至腰，意守命門穴。如此反復6～8次。

攢拳怒目增氣力

松靜站立，吸氣，左足橫出變馬步，兩手提至腰間半握拳，拳心向上，兩拳相距三拳左右，兩手環抱如半月狀，意守丹田或命門穴；隨呼氣，將左拳向左前擊出，順勢頭稍向左轉，過左拳瞪虎視遠方，

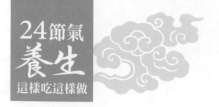

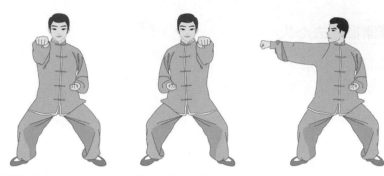

右拳同時向後拉，使左右臂爭力；稍停片刻，兩拳同時收回原位，鬆開虛拳，向上劃弧經兩側緩緩下落，收回左足還原為站式。如此左右交替做6～8次。

🌀 背後七顛百病消

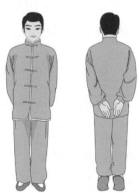

　　松靜站立，膝直足併，兩臂自然下垂，肘臂稍做外撐，意守丹田。隨吸氣，平掌下按，足跟上提，同時，意念頭向上虛頂，氣貼背；隨呼氣，足跟下落著地，手掌下垂，全身鬆。如此反復6～8次。

🌀 妙方巧治本季常見病：尿路感染

　　尿路感染多由細菌侵入泌尿系統所致，包括腎盂腎炎、膀胱炎、尿道炎等。尿路感染相當於中醫學的「淋證」。中醫學認為，腎氣不足，濕熱蘊結於下焦，是引起本病的主要原因。而濕熱的產生卻是多方面的。如過食肥甘厚味、嗜酒致使脾失健運；肝氣鬱結、氣鬱化火，脾受肝制，濕濁內蘊；勞傷過度，脾腎兩虧，皆可導致本病。

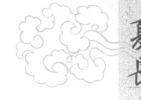

　　夏季，由於溫度升高，容易滋生細菌，尿路感染的發病率也有所上升。從西醫角度看，主要是因為氣溫較高，空氣濕度大，利於細菌生長繁殖，給尿路感染的發生帶來了潛在的危機。另外，夏日酷暑難耐，人們常因睡眠減少、食欲不振等原因導致抵抗力下降，加上出汗較多，如果不注意及時補充水分，會使尿液濃縮、排尿減少，沖洗細菌的作用降低，易發生尿路感染。以下方法可以緩解尿路感染，減輕患者痛苦。

 銀花方

> **材料**：鮮銀花100克，白糖200克。
> **製法**：將銀花洗淨，加入白糖，隔水蒸為濃汁樣，連蒸三次，混勻後每次取25毫升飲用。
> **用法**：每日一劑。
> **主治**：膀胱炎。

 甘薯生薑湯方

> **材料**：甘薯葉100克，生薑10克。
> **製法**：將上兩味洗淨，入鍋加水750毫升，煎煮30分鐘，去渣取藥液備用。
> **用法**：一日一次，分早、晚口服。
> **主治**：尿路結石。

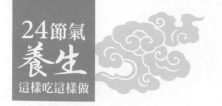
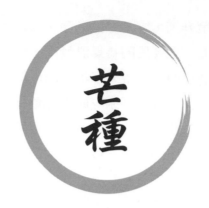

芒種

節令特點

　　《月令七十二候集解》：「五月節，謂有芒之種穀可稼種矣。」
每年的6月5日左右為芒種。太陽到達黃經75°。芒種意指大麥、小麥等
有芒作物種子已經成熟，搶收十分急迫。晚穀、黍、稷等夏播作物也
正是播種最忙的季節，故又稱「忙種」。春爭日，夏爭時。「爭時」
這種說法就表明這個時節的收種農忙。此時已經進入典型的夏季，農
事種作都以這一時節為界。過了這一節氣，農作物的成活率就越來越
低。農諺「芒種忙忙種」說的就是這個道理。

　　芒種三候為「一候螳螂生；二候鵙始鳴；三候反舌無聲。」也就
是說在這一節氣中，螳螂在上一年深秋產的卵因感受到陰氣初生而破
殼生出小螳螂。接著喜陰的伯勞鳥開始在枝頭出現，感陰而鳴。與此
相反，能夠學習其他鳥鳴叫的反舌鳥，卻因感應到了陰氣的出現而停
止了鳴叫。由此可見，在我國傳統的哲學理論中，認為世間萬物都是

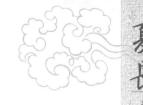

久盛必衰，衰久必盛的。在天氣最炎熱的時候，卻也正是陰氣初生的時候。

芒種前後，長江中下游地區，雨量增多，氣溫升高，空氣非常潮濕，天氣異常悶熱，各種器具和衣物容易發黴。又因為此時正是梅子黃熟之時，所以也稱之為梅雨天或黃梅雨。梅雨季節要持續約一個月左右。梅雨的多少，對禾穀的豐收有著重要的意義。

養生要領

芒種時節，雨量增多，氣溫升高，南方進入連綿陰雨的梅雨季節，空氣十分潮濕，天氣異常濕熱。另外，端午節多在芒種日的前後，民間有「未食端午粽，破裘不可送」的說法。此話意思是，端午節沒過，禦寒的衣服不要脫去，以免受寒。

此時「暑令濕勝，必多兼感」，使人感到四肢困倦，萎靡不振。因為芒種時節常常陰雨連綿，因此，芒種的養生重點要根據這一季節的氣候特徵而定：起居方面，要晚睡早起，適當地接受陽光照射（避開太陽直射，注意防暑）。在精神調養上，應該保持輕鬆、愉快的狀態，不要惱怒憂鬱，這樣肌體得以宣暢，振奮精神，通泄得以自如。

為避免中暑，芒種後要常洗澡，這樣可使皮膚疏鬆，「陽熱」易於發洩。但須注意，在出汗時不要立即洗澡。有句老話，「汗出不見濕」，若「汗出見濕，乃生痤瘡」。芒種過後，午時天熱，人易汗出，衣衫要勤洗勤換。夏日晝長夜短，中午小憩可助恢復疲勞，有利於健康。

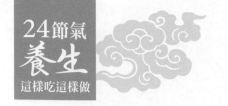

節令衣著

芒種前後，端午節沒過之前，氣溫還會有降低的可能，禦寒的衣服不要脫太早，以免受寒。

夏裝的大小、肥瘦與散熱有一定關係。通常服裝覆蓋面積愈小，體溫散失愈快。服裝的顏色亦很重要。一般認為，衣服顏色不同，吸收和反射熱量的強度也不同。顏色越深，吸熱越強，顏色越淺，反射性越強，吸熱性越差。

起居須知

芒種的養生方法要根據季節的氣候特徵而定。在起居方面，要晚睡、早起，適當地接受陽光照射（避開太陽直射，注意防暑），以順應陽氣的充盛，利於氣血的運行，振奮精神。

在這個節氣中，老年人不要貪涼而露天睡臥，不要大汗而裸體吹風。心情宜恬靜，所謂「心靜自然涼」。

芒種蚊子特別多，而蚊子往往是造成人們患上許多傳染病的重要原因之一。驅除蚊子的方法，除了加強生活區域的清潔衛生以外，也可以利用一些有效的小竅門來趕走蚊子。比如，睡前一小時口服B族維生素1～2片，通過人體生理代謝後從汗液排出體外，會產生一種蚊子不敢接近的氣味；吃大蒜也可有效驅蚊。

在黃昏前，室內擺放一兩盆盛開的茉莉花或玫瑰，最好是夜來香，因為蚊子不能忍受這些花的香氣，所以也能有效驅蚊。

室內橘紅色的燈光，也具有驅蚊的效果。由於蚊子害怕橘紅色的

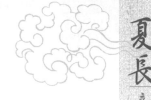
光線，所以夏季臥室中可用橘紅色的燈光照明。

另外，穿黃色、白色等淺色衣服可減少蚊子的叮咬，穿深藍色或褐色的衣服，被蚊子叮咬的機率會大些。所以在夏天應穿淺色衣服。

節令養生食譜

芒種節氣雨量增多，氣溫升高，空氣非常潮濕，天氣異常悶熱。其時養生的飲食方案如下。

鮮藕蛋羹

材料：鮮藕500克，雞蛋2個，豬油少許，鹽等調味品適量。

做法：將雞蛋打入碗內調勻，將鮮藕榨成汁，將雞蛋液倒入鮮藕汁中，加入少許豬油、鹽等調味品，最後將盛有鮮藕蛋汁的碗放在蒸籠內，武火蒸10分鐘，即可。

適宜人群：適用於虛渴、五心煩熱、血熱妄行、淤血不散、產後血虛者。

鮮藕味甘、性寒，歸心、脾、胃、肺、腎經。其主要成分含有蛋白質、糖類、鈣、磷、鐵、維生素B_1、維生素B_2、維生素C。夏季食用藕既可清暑、開胃、補五臟，又可益血生肌，久服還可延年。配雞蛋有滋陰養血、健脾生肌的功效。

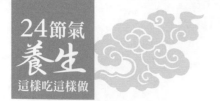
百合藕羹

材料： 百合100克，鮮藕500克，蜂蜜適量。

做法： 藕與百合洗淨，放入鍋內加水同煮至百合、藕爛熟，加入適量蜂蜜，即可。

適宜人群： 適用於慢性氣管炎、肺熱咳嗽、勞嗽咯血及熱病後期，餘熱未盡之虛煩驚悸、失眠多夢、神志恍惚、更年期綜合症者，還可用於腳氣水腫者。

禁忌： 百合雖可止咳平喘，但因其性寒，故風寒咳嗽者忌食用。另外，百合為寒潤之品，脾虛便溏者慎食用。

　　百合味甘，性微寒，歸心、肺經，故可清心、潤肺。與藕同食，有潤肺止咳、清心安神之功。

糖醋黃魚

材料： 重約500克黃魚1條，四川榨菜10克，青椒10克，油、糖、醋、料酒、味精、薑、蔥、澱粉適量。

做法： 將黃魚兩脊肉上每隔3公分斜劃一刀，用精鹽、料酒稍醃漬，抹上一層薄糊。薑、蔥切末，榨菜切成細粒，青椒切成細絲。將黃魚油炸至酥透，裝入盤內。炒鍋油熱放入青椒絲、榨菜粒，略煸炒，再放入蔥、薑和適量湯、糖、醋、味精，用濕澱粉勾成芡汁澆在魚上，即可。

適宜人群： 一般人群均可食用，貧血、失眠、頭暈、食欲不振及婦女產後體虛者尤為適宜。

禁忌： 黃魚是發物，哮喘患者和過敏體質者慎食。

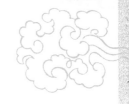

滋補原則

夏季人體新陳代謝旺盛、體力消耗大，再加上天氣炎熱、潮濕，很多人會出現「苦夏」的症狀，覺得食欲不振、全身乏力、精神萎靡等。中醫認為，夏季人體陽氣在外，陰氣內伏，胃液分泌減少，消化功能減弱。在膳食方面，可以適當吃一些冷飲，不但能夠消暑解渴，還可增強食欲，幫助消化，使人體保持營養平衡。但切忌貪涼而暴食冷飲。冷飲過食會沖淡胃液，降低胃液的殺菌能力，導致致病微生物進入消化道，引起胃炎、腸炎等疾病；冷飲過食還會導致頻繁暴食，對消化道造成強烈的冷刺激，引起消化道異常蠕動和功能紊亂，導致腹痛、腹瀉。

多吃有滋陰作用的食物，能有益氣養陰、增強體質的作用，有利於消除「苦夏」。

節令養生須知：頭伏「貼伏」忙

中醫學理論認為，夏季是人體陽氣旺盛的季節，在自然界陰陽的消長中，夏季又是四季中陽氣最旺盛的季節，而人與自然界是息息相關的，這在中醫學中謂之「天人相應」。三伏天是夏季中最炎熱的時候，冬病夏治多選擇在三伏天兩陽充盛之時，病邪往往隨陽氣的升發而外透，此時借助於某些具有發散功能的藥物，在人體特定穴位上貼敷，可以驅邪外出、疏通經絡、調整人體陰陽，從而達到治療疾病的目的。

「冬病夏治三伏貼」治療支氣管炎、支氣管哮喘、肺氣腫、肺

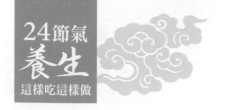
心病、過敏性咳嗽等疾病，已在臨床應用十多年。不少咳喘患者貼了「三伏貼」以後，冬天哮喘發作的次數減少了，發作的程度減輕了，療效較好的患者即使感冒也不會引起咳喘發作。

除成年患者外，「三伏貼」還治療了部分免疫力低下、冬天容易感冒的孩子。他們經治療後冬天感冒的次數少了，即使感冒病情也容易控制了。除慢性支氣管炎、哮喘疾病之外，「三伏貼」對咽炎引起的咳嗽及過敏性鼻炎等症也有很好的療效。

中醫養生講究「春夏養陽，秋冬養陰」，農曆的三伏天是一年中陽氣最盛之時，此時調養陽氣是最佳時機。對於哮喘、慢性支氣管炎等寒冷季節病情加重的疾病而言，其發病機理總體來說就是陽氣不足，冬病夏治可通過提前預防、治療，減輕冬季發作時的症狀和病情。

從中醫角度看，辨證屬寒證或寒熱錯雜以寒為主，尤其是怕冷、怕風或冬季反復感冒的虛寒體質患者，更應適當進行貼敷，具體來說就是那些咳喘反復發作，或是咳嗽、鼻涕、痰液清稀而白的人。

節令中藥養生：夏季怎樣服人參

在炎熱的夏天，人體在高溫的刺激下，新陳代謝加速，能量消耗增加，睡眠減少，食欲下降，很容易疲勞，體質也往往會受到影響。對於身體虛弱的人來說，人參正是抗禦暑邪的佳品。只要舌苔不是白膩、厚膩、黃膩，或有熱度的話，就可以服參進補，這是增加抵抗力最有效的辦法，中醫稱之為「伏補」。特別是那些在冬天寒冷季節容易發作的慢性病患者，如支氣管炎、哮喘等患者，夏季服用人參可以扶正固本，提高肌體的免疫功能，並可預防冬季慢性病的發作，起到

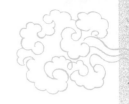

冬病夏治的作用。

　　夏天是各種致病菌生長繁殖的旺季，人們容易患急性胃腸炎、肝炎等多種急性感染性疾病。這些疾病在康復階段，往往會有低熱、胃口不佳、口乾、舌質紅、體弱無力等症狀，此時服用人參可以養陰益氣、扶正調脾。經常疾病纏身、氣虛體弱，動輒汗多氣短、眩暈疲乏、食欲不振、失眠多夢者，吃人參也有增強體質、促進食欲、預防暑病的功效。

　　夏天服用人參要有選擇，一般可選用生曬參和西洋參，因此類人參的藥性比較平和，對一般患者、年老體弱者較為適合。而對於那些經常手腳發熱、腹脹、便秘，屬於中醫實證範疇的人，則不宜服用人參。

節令美食：粽子

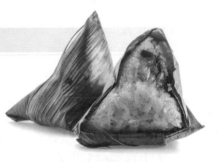

　　芒種也是端午時。「五月五，是端陽。插艾草，戴香囊。吃粽子，撒白糖。龍船下水喜洋洋。」端午節是漢族人民的傳統節日，這一天必不可少的活動有：吃粽子，賽龍舟，掛菖蒲、艾葉，薰蒼朮、白芷，喝雄黃酒。

　　芒種之後的端午節吃粽子，對人的養生有益。粽子多用糯米。糯米是一味溫補的中藥材，入脾、胃、肺經，可補中益氣。《風土記》中記載：「五月五日，與夏至同，……先此二節一日，又以菰葉裹黏米，雜以粟，以淳濃灰汁煮之令熟。」

　　粽子餡葷素兼具，有甜有鹹。北方的粽子以甜味為主，南方的粽子甜少鹹多，各自突顯地方特色。

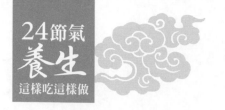

節令養生運動：心區按摩

　　按摩既能醫療疾病，又能健身養生。按摩簡便易學，效果顯著，因而深受廣大群眾歡迎。按摩尤其適宜夏季進行。

　　心臟位於左胸，手三陰經均起於胸中。按摩心區可直接作用於心臟，能疏通心血運行，預防心血淤阻而引起心前區疼痛等心臟疾病的發生。進行心區按摩時全身放鬆，意念集中在心，使神經系統的興奮與抑制規律得以調整平衡，血管的外周壓力下降，大腦處於安靜狀態，降低了心臟的負荷，心臟功能由之改善；再加兩手內、外勞宮相疊，不自覺地以勞宮穴之氣，帶動心臟之氣運行，進行自我調節。

　　取站式，兩腳分開與肩等寬，平行站立，身體正直。體弱者，亦可採用坐位或臥位。要求做到全身放鬆，兩眼可以輕閉，意念集中在心區。將兩手掌重疊（男性左手在裡、女性右手在裡），內、外勞宮對齊（即將上面手掌中心點的內勞宮與下面掌背的外勞宮穴相對齊），輕按心前區，並緩緩摩動，以先順時針、後逆時針的規律各按摩20～30次，按摩的速度不宜太快，最好是呼吸一次按摩一周，按摩時手掌不宜飄離心前區。

　　按摩結束後，手掌停放在心前區不動，仍然意想著心區，做三按三呼吸，即呼氣時，手掌輕輕按下，吸氣時，手掌稍稍提起，如此共做三次。

妙方巧治本季常見病：風濕性關節炎

　　每年6月中旬到7月上旬，江淮地區有約20天的陰沉多雨天氣，這

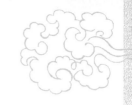

就是梅雨。梅雨期天空陰暗，空氣潮濕，時陰時雨，變幻無常。風濕性關節炎是梅雨期多發病之一。據統計，風濕性關節炎的發作次數在梅雨季節的6月份最多。這是由於梅雨期氣溫、氣壓變化快，濕度大，會影響局部組織的供血和局部細胞內外體液與電解質的平衡，使得風濕性關節炎患者疼痛加劇。以下妙方可緩解風濕性關節炎患者的痛苦。

 洋蔥雞爪生薑方

材料：洋蔥100克，雞爪300克，生薑60克。

製法：將洋蔥洗淨，雞爪洗淨去雜質，生薑切片，同入鍋，加水1200毫升，煎煮30分鐘，剩約400毫升藥液時起鍋。

用法：飲用藥液，一日兩次，一次200毫升。

主治：風濕性關節炎。

 蔥根方

材料：蔥白60克，生薑10克，絲瓜絡、鑽地風各20克。

製法：上述材料洗淨搗爛。

用法：每日1次，敷貼患處。

主治：風濕性關節炎。

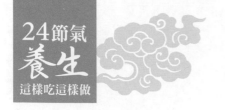
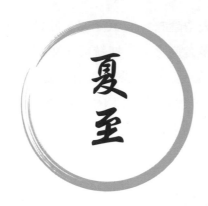

夏至

節令特點

　　夏至為每年的6月21日或22日。此時太陽直射北回歸線，是北半球一年中白晝最長的一天，南方各地從日出到日落大多為14小時。夏至這天雖然白晝最長，太陽角度最高，但並不是一年中天氣最熱的時候。因為，接近地表的熱量，這時還在繼續積蓄，並沒有達到最多的時候。俗話說「熱在三伏」，真正的暑熱天氣是以夏至和立秋為基點計算的，大約在七月中旬到八月中旬。

　　夏至，古時又稱「夏節」、「夏至節」。從夏至日起，氣溫開始進入最熱的階段。由於夏至後的天氣局部地區對流強，降雨範圍小，所以有「夏雨隔田坎」的說法。古時夏至日，人們通過祭神以祈求災消年豐。周代夏至祭神，意為清除疫癘、荒年與饑餓死亡。

　　夏至三候為「一候鹿角解；二候蟬始鳴；三候半夏生。」麋與鹿雖屬同科，但古人認為，鹿的角朝前生，所以屬陽。夏至日陰氣生而

陽氣始衰，所以陽性的鹿角便開始脫落。而麋因屬陰，所以在冬至日角才脫落。第二候的「蟬始鳴」的蟬，在古代寫作「蜩」。夏蟬也叫知了，雄性的知了在夏至後因感陰氣之生便鼓翼而鳴。半夏是一種喜陰的藥草，因在仲夏的沼澤地或水田中出生所以得名，也是一種陰性的植物。由此可見，在炎熱的仲夏，一些喜陰的生物開始出現，而陽性的生物卻開始衰退了。

養生要領

從中醫理論講，夏至是陽氣最旺的時節。養生要順應夏季陽盛於外的特點，注意保護陽氣。夏季炎熱，要保持神清氣和，快樂歡暢，心胸寬闊，精神飽滿，對外界事物要有濃厚的興趣，如萬物生長需要陽光那樣。要培養樂觀外向的性格，以利於氣機的通泄。與此相反，舉凡懶怠厭倦，惱怒憂鬱，皆非所宜。

夏季又是多汗的季節，出汗多，則鹽分損失也多。若心肌缺鹽，心臟搏動就會出現失常。另外夏至時節的飲食調養同樣重要。這一節氣容易心火過旺，吃些味苦的食物有助於削減心火。中醫認為此時宜多食酸味，以固表，多食鹹味以補心。古代養生學還認為：夏至伏陰在內，飲食不可過寒。因為夏至時分，人體實際上處於外熱內寒的狀態，所以冷食不宜多吃。少吃尚可，貪多則定會寒傷脾胃，令人吐瀉。西瓜、綠豆湯、烏梅可解渴消暑，但不宜冰鎮食用。

夏至時節最好選擇在河湖水邊、公園庭院等空氣新鮮的地方放鬆運動。可以散步、慢跑、練太極拳等，不宜做過分劇烈的運動。若運動過激，可導致大汗淋漓。汗泄太多，既傷陰，也易損陽。

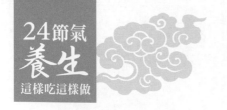
節令衣著

在炎熱的夏至時節，最好穿紅色的衣服，因為紅色可見光波長最長，可大量吸收日光中的紫外線而保護皮膚，防止皮膚老化甚至癌變。

起居須知

夏至之後，大部分地區就進入盛夏了。這是一年中最難熬的暑熱關，氣溫可高達40℃左右。俗話說：「夏至一陰生。」這是說在夏至節氣中，儘管天氣炎熱，可是陰氣已經開始有所生長。因為這一陰的生長，使人在此節氣中顯得極其脆弱，容易患上各種疾病。

每日溫水洗澡是值得提倡的健身措施。不僅可洗掉汗水、污垢，使皮膚清潔涼爽，利於消暑防病，且能起到鍛煉身體的目的。因為，溫水沖澡時的水壓及機械按摩作用可使神經系統興奮性降低；加快血液循環，幫助體表血管擴張，改善肌膚和組織的營養，降低肌肉張力，消除疲勞，改善睡眠，增強抵抗力。

另外，夏至時節的起居調養，應順應自然界陽盛陰衰的變化，宜晚睡早起。晨起後在初升的陽光中進行戶外運動，以順應陽氣的生長。而老弱者則應早睡早起，儘量保持每天有七小時左右的睡眠時間。中午氣溫最高，可用午睡補充夜裡的睡眠不足。炎夏的午睡能降低腦溢血和冠心病的發生率。

夏日炎熱，腠理開泄，易受風寒濕邪侵襲，夜間不宜一直開空調，室內外溫差不宜過大，更不宜夜晚露宿。

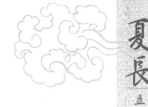

 ## 節令養生食譜

　　從夏至起，進入炎熱季節，氣溫上升至最熱的水準，此時的飲食養生方案如下。

藿香粳米粥

材料：粳米50克，藿香15克。

做法：將藿香加水150～200毫升，煎煮兩三分鐘，過濾去渣；再把粳米淘淨熬粥，將熟時加入藿香汁，再煮沸兩三分鐘即可。每日兩次，溫服。

適宜人群：對易發生中暑、高熱、消化不良、感冒胸悶、吐瀉等症狀的人有較好的防治作用。

　　此粥有解表邪、化裡濕的功效。

冬瓜薏米羹

材料：薏米100克，冬瓜500克。

做法：將冬瓜洗淨，去皮、瓤，切成2公分見方塊，絞取汁液。薏米放鍋內，加水適量；將冬瓜汁液放入薏米鍋內，武火燒沸，轉文火煎熬兩小時，即成。

適宜人群：適用於暑癤痱毒，膀胱濕熱，小便短黃，小便不利者。

禁忌：脾虛便難者及孕婦慎食用。

　　薏米性味苦、淡、涼，入脾、肺、腎經。《本草綱目》說：「健

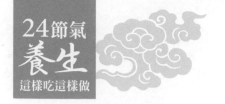
脾益胃，補肺清熱，去風勝濕。煩飯食，活冷氣；煎飲，利小便熱淋。」由此可知，夏天常食冬瓜薏米羹，具有一定的保健作用。薏米與冬瓜配伍，其功效在清熱、利濕，具有健脾、利尿作用。

薏米釀藕

材料：糯米、薏米各30克，百合15克，鮮藕750克，白蓮子、芡實各20克，豬油100克，鹽5克。

做法：糯米、薏米洗淨和勻；百合、蓮子、芡實分別擇淨後再淘洗。取粗壯鮮藕，削去一頭，洗淨。將糯米、薏米裝入藕孔抖緊，再用刀背敲拍孔口，使之封閉不漏，煮熟，取出用清水漂涼，刮去外面粗皮，切成0.6公分厚的圓片。將油、鹽、百合、芡實、白蓮子、藕片放在碗內，上籠蒸至熟爛，出籠後裝盤即成。

適宜人群：適用於肺虛久咳、熱病煩渴及水腫虛證者。夜間工作者、腦力勞動者、學生食用後能消除腦疲勞，使精力充沛。

藕味甘，性涼。能清熱生津，涼血止血，散淤血。熟用微溫，能補益脾胃、止瀉、益血、生肌。主治熱證心煩、口渴、喜飲；產後血暈、煩悶欲嘔（生用）；衄血、吐血、便血；脾胃虛弱、消化不良、少食腹瀉；痢疾便血、不欲食；血虛或失血（熟用）胃陰不足，噎膈反胃。

滋補原則

夏季飲食一般以溫為宜，食暖物即是為了助陽氣，符合「春夏養

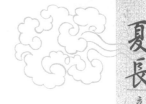
陽」的原則。養生家們認為，在早晚餐時喝點粥既能生津止渴、清涼解暑，又能補養身體。如蠶豆粥能輔助治療水腫和慢性腎炎；荷葉粥能解暑熱、清胃潤腸、止渴解毒，治嗓子痛；紅豆粥有補腎、利水、消腫和治腳氣的功能，腎功能較差的人可多食用；百合粥能潤肺止咳、養心安神，最適合肺陰不足的老年人食用；蓮子粥能健脾和胃，益氣強志，對腹瀉、失眠、遺精、白帶多等均有一定的療效；黃芪粥則可治虛證所致的水腫；冬瓜粥有利水消腫、止渴生津的功能，並有降血壓的作用；銀耳粥有生津潤肺、滋陰養肺的功能。

節令養生須知：夏至多吃「苦」

苦味食品可促進胃酸分泌，增加胃酸濃度，因而可以增加食欲。苦味食品還可醒腦提神，帶苦味的食品中均有一定的可可鹼和咖啡因，食用後能醒腦，有舒適輕鬆的感覺，可使人們從夏日熱煩的心理狀態中鬆弛下來，從而恢復精力。

一年四季均應適當吃些苦味的食物，而夏季尤為適宜，尤其是夏至過後，盛夏來臨之際。生活中，一般人很難把「苦」和「補」聯繫起來，其實苦味食物中含有氨基酸、維生素、生物鹼、甙類、微量元素等，具有抗菌消炎、解熱去暑、提神醒腦、消除疲勞等多種醫療、保健功能。夏季吃苦味食物，能清泄暑熱，增進食欲。夏季出汗較多，不妨喝點帶苦味的飲料，啤酒、綠茶、苦丁茶等都是不錯的選擇。

苦味食品主要有以下幾種。

1.苦菜：含有豐富的維生素、礦物質、甘露醇、膽鹼、酒石酸等多種成分，具有清涼解毒、消毒排膿、去淤止痛、防治胃腸炎等功

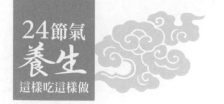
能，對金黃色葡萄球菌、綠膿桿菌、大腸桿菌及白血病細胞有較強的抑制作用，是一味藥食同源的蔬菜。食用苦菜時，將它的根、葉洗淨，可拌可炒可做湯，味道苦中帶香，是解暑開胃的佳餚，且對腸炎、痢疾等有一定的防治作用。

2.苦瓜：性寒味苦，富含蛋白質、脂肪、磷、鐵、胡蘿蔔素、碳水化合物、苦瓜甙等，有清暑除煩、解毒、清心明目、益氣壯陽之功效。鮮苦瓜泡茶飲，對中暑發熱有一定的療效。現代醫學發現苦瓜內有一種活性蛋白質，能有效促進體內免疫細胞殺滅癌細胞，具有一定的抗癌作用。此外，它含有類似胰島素的物質，有顯著降低血糖的作用。

3.芹菜：性味甘苦，微寒，具有清熱利濕、平肝涼血的作用。經常食用，對咳嗽多痰、牙痛、眼腫者有較好的輔助療效。芹菜還具有降低膽固醇和血壓的作用。

4.啤酒：以大麥和啤酒花為主要原料，經酵母發酵而製成。含有豐富的氨基酸、蛋白質、糖、礦物質及其他有利於人體健康的成分，素有「液體麵包」之稱。其清爽可口的苦味，有幫助消化、滋補身體的功效。喝適量啤酒可起到健胃、清目、散熱、解渴、降血壓、止咳、利尿、鎮靜、消除疲勞、恢復精力等作用。

5.萵筍：性味苦甘，微寒，具有清熱化痰、瀉火解毒、利氣寬胸的作用，胸膈煩熱、咳嗽痰多、胸悶食少、乳汁不通、大小便不利者食後都有效，對兒童來說，還能有幫助長牙、換牙作用。

6.絲瓜：性味苦甘，有通經絡、行血脈、涼血解毒的功效。絲瓜清涼微寒，瓜肉鮮嫩，做湯或炒肉均可，具有清熱化痰的作用。

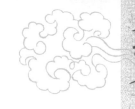

節令中藥養生：自製藥飲，喝出健康

在炎熱的夏季，喝上一杯清涼可口、防暑降溫的中藥飲料，既可有生津止渴、清熱除煩的作用，又能收到健身防病、促進食欲的功效。下面介紹幾種以中藥配製的防暑飲料。

1.山楂麥冬飲：山楂、麥冬各30克，水煎後晾涼飲用。此飲有健脾和胃、生津止渴、補陰清熱等功效。

2.決明清涼飲：決明子15～30克，炒黃後水煎，晾冷後飲用。此飲有祛風散熱、清肝明目、利水通便等功效，適用於高血壓、高脂血症及便秘、目赤腫痛的患者，對防治夏季急性眼結膜炎有一定療效。

3.菊花蜂蜜飲：乾菊花50克，放鍋中加入清水2000毫升，煮沸，加入蜂蜜250克，攪拌溶解，放涼後飲用。此飲清肝明目、健脾潤腸。

4.翠衣冰糖飲：新西瓜翠衣（西瓜皮）適量，削去外皮，取淡綠白脆部分，切塊加水煮沸，涼後加入冰糖適量，溶化後置冰箱內冰凍，約1小時後飲用。此飲清爽可口，能祛暑除煩。

5.烏梅薄荷飲：烏梅10克、薄荷3克，加水煮沸，涼後加入白糖適量，攪拌後飲用。飲後頭目清爽，全身舒適，增進食欲。

6.銀花解毒飲：銀花20克，加水2000毫升，煮沸，加入適量蜂蜜，放涼後飲用。此飲有清熱解毒、潤腸通便功效。

節令美食：麵條

古書《二十四節氣解》說：「陽極之至，陰氣始生。日北至，日長之至，影短至，故曰『夏至』。」夏至以後，陽光直射地面的位置

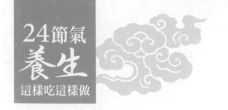
逐漸南移，北半球的白晝日漸縮短。因此，民間有「吃過夏至麵，一天短一線」的說法。夏至食麵，一般指的是麵條。在清代，夏至祭神十分盛行，民間須吃麵食，以示敬神。

因夏至新麥已經登場，所以夏至食麵也有嚐新的意思。

節令養生運動：扇扇子

有些人貪涼，夏天總是躲在溫度調得特別低的冷氣房，以避酷暑之苦，殊不知空調給人帶來涼爽，也給人帶來負面影響。由於門窗緊閉和室內的空氣污染，造成室內氧氣缺乏；再加上恆溫環境，自身產熱、散熱調節功能失調，會使人患上所謂的空調病。可能很多人都想不到的是，扇扇子竟然也可以當成一種養生運動。

老年人「夏日搖扇」有益身心。人的肢體是由左右大腦交叉控制的。左腦支配右側肢體，右腦支配左側肢體。悠閒的搖扇多是用左右手輪流操作，這樣不僅可以促進手指、手腕、肘關節的靈活性，鍛鍊雙肢的肌肉力量，更可有效刺激大腦兩半球，增加其血流量和腦血管的柔韌性，從而可增強腦細胞功能，並可減少腦血管疾病的發生，健腦又益智。夜間搖扇於戶外小憩，老友相聚，家人閒坐，品茶消暑，身心俱爽。暑意稍消即入室安寢，也利於睡眠。

妙方巧治本季常見病：失眠

失眠是臨床上常見的症狀，是指睡眠時間不足或入睡困難、睡得不深、不熟、易醒等表現。造成失眠的原因很多，常見有：心理生理

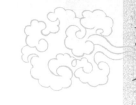

因素、抑鬱症、感染、中毒及藥物因素、酗酒及睡眠環境不良等。夏季晝長夜短，天氣炎熱，心情易煩躁，更容易發生失眠。以下食療方可以緩解失眠，減輕痛苦。

 鮮竹筍方

材料：竹筍50～100克，夏枯草20克，槐花15克。
製法：鮮竹筍、夏枯草、槐花洗淨，煎水服食。或用新鮮竹筍適量，搗碎後取汁飲服。
用法：每日一次。
主治：失眠。

 豬心方

材料：豬心1個，酸棗仁10克，遠志15克，當歸30克。
製法：豬心洗淨剖開，內放酸棗仁、遠志、當歸，用細線將豬心捆好，加水、料酒，文火煨熟，趁熱服食。
用法：每日一次。
主治：失眠、神經衰弱。

 蜂蜜方

材料：蜂蜜50克，黑豆、合歡花、小麥各30克。
製法：鍋中加水適量，放入黑豆、合歡花、小麥煎湯，熟後兌入蜂蜜調服，每晚臨睡前一劑。
用法：每日一次。
主治：心腎不交引起的心煩失眠、頭暈健忘。

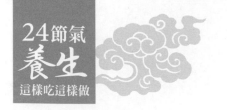
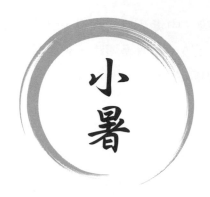

小暑

節令特點

　　每年7月7日或8日，太陽到達黃經105°時為小暑。《月令七十二候集解》：「六月節……暑，熱也，就熱之中分為大小，月初為小，月中為大，今則熱氣猶小也。」此時天氣已熱，但尚未達到極點，所以稱作「小暑」。時至小暑，已是綠樹濃蔭，炎熱之感漸漸襲來。小暑是全年降水最多的一個節氣，並會出現大暴雨、雷擊和冰雹。

　　小暑三候為「一候溫風至；二候蟋蟀居宇；三候鷹始鷙。」意思是說一到小暑，大地上便不再有一絲涼風，而是所有的風中都帶著熱浪。《詩經 七月》中描述蟋蟀的字句有：「七月在野，八月在宇，九月在戶，十月蟋蟀，入我床下。」文中所說的八月即是夏曆的六月，也就是小暑節氣的時候。由於此時天氣炎熱，所以蟋蟀離開炎熱的田野，到庭院的牆角下避暑熱。在這一節氣中，天空中可以看到老鷹在飛翔，老鷹因地面氣溫太高而在清涼的高空中活動。

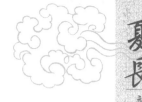

養生要領

　　小暑時節，正是人們一年中最忙的時候。這時天氣已經十分炎熱，一定要注意勞逸結合，注意防暑降溫，多飲水是解除疲勞緩解體內代謝的好辦法。水是人體內不可缺少的健身益壽之物，水約占人體重量的70％。根據民間經驗，每日清晨飲用一杯新鮮涼開水，幾年之後就會出現神奇的益壽之功。

　　陽曆七八月份是一年中氣溫最高、最潮濕的日子。民諺說：「熱在三伏，冷在三九。」三伏天常出現在夏至後，小暑與大暑之間，立秋後還有一段「秋老虎」。「三伏」約在七月中旬到八月中旬這一段時間。夏至以後，雖然白天漸短、黑夜漸長，但是一天當中，白天還是比黑夜長。每天地面吸收的熱量仍比散發的多，近地面的溫度也就一天比一天高。到「三伏」期間，地面吸收的熱量幾乎等於散發的熱量，天氣也就達到最熱了。再往後，地面吸收的熱量開始少於地面散發的熱量，溫度也就慢慢下降了。所以，一年中最熱的時候一般出現在「三伏」。「三伏」分為初伏、中伏和末伏。

節令衣著

　　有些人喜歡在夏天光著上身乘涼，認為赤膊涼爽，其實未必如此。當氣溫接近或超過人的體溫（37℃左右），赤膊不但不涼爽，反而會感到更熱。因為人的體溫調節不僅靠皮膚蒸發，還和皮膚輻射有關。當外界溫度超過37℃時，體溫主要靠皮膚蒸發來散熱；當氣溫繼續升高時，皮膚不但不能通過輻射方式來散熱，還會從外界環境中吸

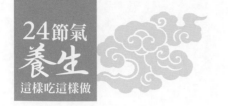

收熱量，使人感到更加悶熱。所以，夏天最好不要光著上身。相反，應適當穿些衣物，一來可以隔熱，二來可以阻擋紫外線的照射。紫外線既容易產生熱量，又容易造成曬傷。小暑節氣，太陽距地面較近，晴天時空氣中紫外線含量較高，因此應當多加小心。

起居須知

一年中最熱的天氣來了，而陰氣也在這時候開始生長，所以不能過於貪涼，應適當使身體排汗降溫，這樣還可排出體內的一些毒素，對身體是有益的。

夏季的特點是日照時間長，天亮得早，黑得晚。因此，人們的起居和作息時間應隨之做一些相應的調整，以遲睡早起為宜。定時起睡最好，可保護生物時鐘不受影響。定時，是體內生物時鐘準點運轉的基本要求，可形成神經系統的動力定型。一旦形成「動力定型」，則人們的行為便有了預見性和適應性。這是對環境最好的適應。

夏季養生應有個夏季的作息時間，一旦規定下來，便要自我約束，絕不無故違反，即使節假休息日也不例外，只有這樣才可能形成「動力定型」。適當的作息時間建議如下：晚上22：00～23：00點就寢，早上5：30～6：30起床；午飯後半小時進行短時午睡。此外，三餐及運動、用腦、休閒的時間均應明確，這種「定時」在夏季尤其重要。炎熱的天氣影響人們的睡眠，尤其使人睡得不深不甜，而一旦養成定時就寢的習慣，就比較容易排除氣候對睡眠的干擾，上床不久即可入睡，並很快轉入深睡，早晨也容易自然醒來，且醒後有舒適愜意感。

　　小暑節氣中有人喜歡在室外露宿，這種習慣不好，因為當人睡著以後，身上的汗腺仍不斷向外分泌汗液，整個肌體處於放鬆狀態，抵抗力下降。而夜間氣溫下降，氣溫與體溫之差逐漸增大，很容易導致腹痛、頭痛、關節不適，引起消化不良和腹瀉。

　　另外，「冬不坐石，夏不坐木。」小暑時節，氣溫高、濕度大。木頭，尤其是久置露天裡的木料，如椅凳等，露打雨淋，含水分較多，表面看上去是乾的，可是經太陽一曬，溫度升高，便會向外散發潮氣，如果在上面坐久了，能誘發痔瘡、風濕和關節炎等病。所以在小暑時不能長時間坐在露天放置的木頭上。

節令養生食譜

　　小暑節氣天氣已熱，但尚未達到極點，此時養生的飲食方案如下。

荷葉粥

材料：荷葉50克，白糖30克，粳米250克。

做法：鮮荷葉洗淨，去蒂及邊緣。粳米淘洗乾淨，放入鍋內，加適量水，將荷葉蓋於粳米上，再將鍋置武火上燒沸，改用文火煎熬，粳米熟透後揭去荷葉，放入白糖，拌勻，停火即成。

適宜人群：適用於暑濕泄瀉、雷頭風、吐血、衄血、眩暈、水氣浮腫、崩漏、產後血暈者。

　　荷葉性味苦、澀、平。入心、肝、脾經。《日華子本草》說：

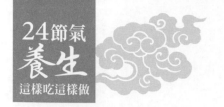

「止渴,並產後口乾,心肺燥,煩悶。」荷葉不僅是清暑利濕的要藥,而且與其他中藥為伍,又是止血的要藥。

砂仁粳米粥

材料: 粳米250克、砂仁3克。

做法: 將砂仁擇淨,碾成細末;粳米淘洗乾淨,放入鍋內。將鍋置火上,加水適量,用武火熬煮熟爛,加入砂仁末,再燒沸,即成。

適宜人群: 適用於消化不良、脘腹脹滿、食欲不振、氣逆嘔吐、脾胃虛寒、腹痛瀉痢者。

禁忌: 陰虛有熱者忌食用。

香芹牛肉

材料: 牛肉250克,香芹150克,食用油50克,澱粉10克,精鹽2克,醬油、胡椒、味精各少許。

做法: 牛肉剁成大塊,用清水泡兩小時,燒開汆去血水後,撈起晾冷切成條。濕澱粉加醬油攪勻後與牛肉條調勻。鍋置武火上燒至油七八成熱,放入牛肉、香芹,炒至牛肉熟,即可。

適宜人群: 脾胃虛弱,氣血不足,虛損羸瘦,體倦乏力及高血壓所致的頭痛腦脹、顏面潮紅者。

禁忌: 牛肉為「發物」,患疥瘡、濕疹、痧痘、瘡癢者,食後病情可能加重,宜慎食用。

香芹即旱芹,其香氣濃郁,味甘,性涼。莖葉含芹菜甙、佛手

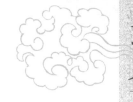

柑內酯、揮發油、有機酸、胡蘿蔔素、維生素C、糖類等，可降壓、鎮靜、健胃、利尿、調經。牛肉味甘，性平（水牛肉偏寒），能補脾胃，益氣血，強筋骨，消水腫。

滋補原則

　　夏季滋補與冬季滋補不同，一定要清淡，不可過於滋膩，否則極易傷胃。中醫認為，山藥、大棗具有健脾益氣的作用，且補而不膩，非常適合脾胃虛弱者夏季煮粥喝，且二者均具有提高肌體免疫力的作用，可有效對抗夏季因酷暑而造成的免疫力降低。蜂蜜、牛奶、蓮藕、銀耳、豆漿、百合既可益氣養陰，又可養胃生津，是夏季體弱多病、出汗較多、食欲不振者的食療佳品。

　　小暑時節氣候炎熱而又多雨，由於暑熱挾濕，常使脾胃受困，食欲不振。再加上氣候炎熱，使人多喜食生、冷、寒、涼之物，往往因食之太過，損傷脾胃。故在炎暑之季，切忌過食生、冷。此時的飲食應以甘寒清淡、利濕清暑、少油之物為宜，如西瓜、冬瓜、綠豆湯、酸梅湯、薄荷湯、綠茶等均為清熱利暑、利濕養陽之品，夏季可經常服用。

節令養生須知：小暑藥浴，祛病健身

　　藥浴的使用在我國由來已久。據載，自周朝開始就流行用香湯浴潔身，宋明期間，這種香湯浴傳入民間，便出現了專供人們洗芳香浴的「香水行」，逐漸形成了一種習俗。

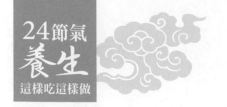

人們擇日選用不同的藥浴潔身、防病。如春節這天用五香湯沐浴，浴後令人遍體馨香，精神振奮；農曆的二月二，古人稱之為「中和節」，民間稱為「龍抬頭」的這一天，多取枸杞煎湯沐浴，可令人肌膚光澤，不老不病；夏季常用五枝湯洗浴，是為疏風氣、驅瘴毒、滋血脈。到了清朝，藥浴不僅作為健身益壽的方法，且廣泛應用於治療和康復疾病。

藥浴的方法多種多樣，常用的浸浴、熏浴、燙敷，作為保健養生則以浸浴為主。浸浴的具體方法，以五枝湯（桂枝、槐枝、桃枝、柳枝、麻枝）為例：先將等量藥物用紗布包好，加十倍於藥物的清水，浸泡20分鐘，然後煎煮30分鐘，再將藥液倒入浴水內，即可浸浴。這種藥浴方法適用全身浸浴液，亦可用於局部泡洗，可每日一次。

另外，此節令女性還可在泡澡時加入下列材料，能有養顏、美白、香體的效果。綠豆、百合、冰片各10克，滑石、白附子、白芷、白檀香、松香各30克研成粗末，裝紗布袋煎湯浸浴，可使容顏、肌膚白潤細膩，並香體驅邪。

節令中藥養生：夏季常備養生中藥

時值小暑，白天較熱，氣溫居高不降，午夜後又較涼，不開窗睡覺則悶熱難受，但若開窗睡覺則老幼體弱者很容易感冒受夜寒。輕者全身酸懶不適，重則發熱、頭痛、身痛、腹瀉。況且天熱時人們都喜歡吃冷飲、瓜果，食物又易腐敗，很容易患胃腸道疾病，因此，家庭小藥箱中應備些夏季常用中藥。

1.藿香：有解暑化濕、理氣和胃作用。治療感冒頭痛、噁心嘔

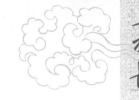

吐、腹瀉。每次10克，分2～3次煎服；鮮藿香量加至25～35克。

2.**佩蘭**：有解暑、化濕、醒脾的作用。治療頭暈昏悶、食少、噁心嘔吐、腹瀉。每次10克，分2～3次煎服；如有鮮佩蘭更好，量加至25～30克。

3.**荷葉**：有清暑利濕的作用。治療中暑頭暈、痱毒、身癢。每次15克，分2～3次煎服。做荷葉粥食，亦有療效，方法是用大米100克，粥煮熟時，取洗淨的鮮荷葉一張，將綠茸面向下放粥內，浸燜10分鐘後可食用。

4.**香薷**：有發汗解表、祛暑化濕的作用。治療夏日受夜寒後發熱無汗、腹痛腹瀉等症。每次3～5克。平素體弱、汗出過多及中暑者慎用。

5.**西瓜翠衣**：即西瓜的青色外皮，有清暑、止渴、利尿的作用。治療中暑心煩、燥熱、口渴、小便短少。每次用30克，煎服數次，多食西瓜亦有上述作用。

6.**竹葉**：有清熱除煩、利尿的作用。治療夏日受熱心煩、小便色深黃、量少不暢。每次10克，分兩次煎服。如口舌生瘡，更為相宜。

7.**絲瓜皮**：可清暑熱、止煩渴。治療中毒、心煩、口渴。每次用鮮絲瓜皮20克，分兩次煎服。

節令美食：黃鱔

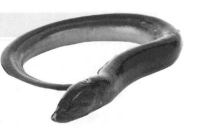

「暑」是炎熱的意思，「小暑」是反映夏日暑熱程度的節氣。每個節氣都有特有的食物，「小暑」這一天的節氣美

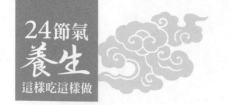

食是黃鱔。

黃鱔，又叫鱔魚、長魚，與甲魚、泥鰍、烏龜並稱為「四大河鮮」。黃鱔肉質細嫩，味道鮮美，刺少肉厚，能烹調多種菜肴，生炒、紅燒、熟燜、油炸，方法不同，口感不同。

據醫學史料記載，黃鱔性溫，味甘，入脾、腎，能補中益氣、治虛損、除風濕、強筋骨、祛風止瘞、滋補肝腎，所以歷代名醫常用以治病補身，在夏季食用功效更為顯著。小暑時的鱔魚肥壯、肉質結實、味道鮮美，有「小暑黃鱔賽人參」之說。

節令養生運動：「呵」字功

「呵」（讀「科」）字功是夏季氣功養生的輔助功法，不僅有養心的作用，且對治療舌體糜爛、舌強語蹇、心悸、心絞痛、出汗過多、失眠、健忘等症有輔助作用。

開始練習時，雙腳分開直立，與肩同寬。兩膝微屈，頭正頸直，含胸收腹，直腰拔背。兩手臂自然下垂，兩腋虛空，肘微屈，兩手掌輕靠於大腿外側。全身放鬆，兩眼微開，平視前方。身體虛弱者，可採用坐位。

練功時採用腹式呼吸方，呼吸要自然均勻，用鼻吸氣，用口呼氣。呼氣時收腹，提肛，縮睾，人體重心略向後移，腳跟著力，足趾輕微點地；吸氣時兩唇輕合，舌抵上齶，腹部隆起。站定放鬆，呼吸調順後，兩手緩緩上提，提至胸脅部時，兩手收指虛握拳，在胸前用力向內互擊，以兩拳不碰撞為原則，擊至胸正中線位置時，各左右回縮，然後再互擊互縮，反復六次。

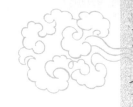

互擊後，兩手手指自然展開，在胸前部，右手心先轉向內，然後向外翻，右手向上托起，如擎重物；同時，左手心先轉向內，然後向下翻，左手向下按。隨右手緩緩擎起，頭慢慢向右側，微向右上方仰起，上半身稍微向右側轉，整個過程為吸氣階段。待右手擎定，頭已微仰，兩目仰視右手背，口吐濁氣，同時發「呵」字音。

呵氣畢，右手下收，左手上提，待至腦前，右手改為向下按，左手翻掌，改為手心向上。左手向上托起，如擎重物。隨左手緩緩擎起，頭慢慢轉向左側，微向左上方仰起，上半身稍微向左側轉。整個過程配以緩吸氣。待左手擎定，頭已微仰，兩目仰視左手背，口吐濁氣，同時發「呵」字音。然後再改為右擎左按，反復三次，共呵六次。

呵畢，左手回收，右手上抬，在胃脘部相交，兩手呈抱球狀。一併略微下移，移至上腹部丹田，意守丹田，靜養三分鐘。然後，兩手十指交叉，緩緩上提，提至胸前，手掌由內向外翻轉，慢慢上擎至頭頂部。提擎的過程中，配以吸氣，擎定後，頭部儘量往後仰，仰定，兩目注視手背，用力呵氣。呵氣後，兩手慢慢下移，頭緩緩恢復正位。兩手下移的同時，掌心向內向上翻，旋轉360度，恢復手心向上姿勢。至胸前後，兩手分開，改為手心向腹，兩手向下移動，移至丹田，意守三分鐘。整個過程配以吸氣。待移至丹田，用力呵氣。然後重複上述動作，連做三次。

最後一步是調息。呼吸應以鼻納氣，以口吐氣，平定情緒，息心靜慮；上下齒相互輕輕叩擊36次，多則更佳。叩擊過程中，口中津生，盡力嚥下，以意送入丹田；兩唇輕合，舌抵上齶，兩目微閉。

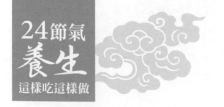

妙方巧治本季常見病：小兒厭食症

　　小兒厭食症是指長期食欲減退或食欲缺乏為主要症狀的一種兒科常見病。夏天一般出汗較多，孩子體內水分、鹽分流失較快。散熱時，皮膚血管處於擴張狀態，血液流經皮下血管較多，而胃腸道等內臟器官的血液供給相對減少，胃腸道活動減弱，消化液也分泌減少。且夏季暑熱濕氣重，暑熱往往傷脾陰，濕氣積滯體內也會使胃腸呆滯，一些體質弱的寶寶脾胃功能易下降。以下方法可緩解小兒夏季厭食。

🍵 棗餅方

材料： 大棗肉250克，生薑、生雞內金各60克，白朮120克，桂皮9克。

製法： 將以上各藥共焙乾研末、和勻，加白糖、麵粉適量做成小餅，於鍋中烘熱。每次2～3個，每日2～3次，空腹時做點心食用。

用法： 連服7～8天。

主治： 小兒脾胃濕困厭食，症見面色發黃，疲乏懶動，口膩乏味等症。

鯽魚方

材料：鯽魚1條，生薑片30克，橘皮10克，胡椒1克。

製法：將鯽魚宰殺，洗淨；生薑片、橘皮、胡椒用紗布包好，納入魚腹內，加水適量，文火燉熟，加鹽、蔥少許調味，空腹喝湯吃魚。

用法：每日一劑，分兩次服，連服3～5劑。

主治：小兒脾胃虛弱厭食。

 山楂方

材料：山楂30克，粳米100克，白糖適量。

製法：先將山楂、粳米研細，加白糖及適量涼開水拌勻，然後抖散在打了油的方盒內，隔水蒸熟，取出切成小塊，隨意服食。

用法：量隨意。

主治：小兒厭食症。

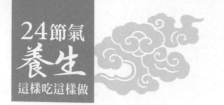

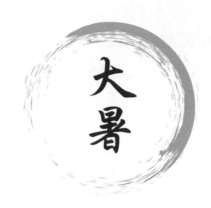

節令特點

「大暑」在每年的7月23日或24日，太陽到達黃經120°。這時正值「中伏」前後，是一年中最熱的時期，氣溫最高。農作物生長最快，大部分地區的旱、澇、風災也最為頻繁。這個節氣雨水多，諺語說：「小暑大暑，淹死老鼠。」

大暑三候為「一候腐草為螢；二候土潤溽暑；三候大雨時行。」陸生的螢火蟲產卵於枯草上，大暑時，螢火蟲卵化而出，所以古人認為螢火蟲是腐草變成的。第二候是說天氣開始變得悶熱，土地也很潮濕。第三候是說時常會有大的雷雨出現，這大雨使暑濕減弱，天氣開始轉向立秋。

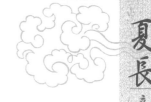

養生要領

大暑時分氣候炎熱，酷暑多雨，所以暑濕之氣比較容易乘虛而入，而且因為暑氣很盛，心氣比較容易虧耗，特別是老人、兒童、體虛氣弱者往往難以抵擋酷熱暑濕，從而導致疰夏、中暑等病。對於疰夏，常要採取芳香悅脾，辟穢化濕的方法，減少食量，清淡飲食，少吃油膩，以使脾健胃和。

夏季預防中暑應注意合理安排工作，注意勞逸結合。避免在烈日下曝曬；注意室內降溫；睡眠要充足；講究飲食衛生。當出現心悸、胸悶、注意力不集中、大量出汗、全身乏力、頭昏、四肢麻木、口渴、噁心等症狀時，就可能是中暑先兆。一旦出現上述症狀，應立即到通風陰涼處休息，同時喝些淡鹽開水或綠豆湯等。

在養生保健中有「冬病夏治」的說法，意思是說一些在冬季比較容易發作的病，應該在夏季治療，如慢性支氣管炎、肺氣腫、支氣管哮喘、腹瀉、風濕痹症等陽虛證。大暑是全年溫度最高，也是陽氣最旺盛的時節，對很多病來說都是最佳的治療時期。

大暑天氣，合理飲食，注重飲食的營養，是減少疾病、防止衰老的有效保證。夏季的飲食調養應當以暑天的氣候特點為基礎。由於夏令氣候炎熱，容易傷津耗氣，可選用一些藥粥來滋補身體。著名醫學家李時珍尤其推崇藥粥養生，他說：「每日起食粥一大碗，空腹虛，穀氣便作，所補不細，又極柔膩，與腸胃相得，最為飲食之妙也。」藥粥對老年人、兒童、脾胃功能虛弱者都是適宜的，所以古人稱「世間第一補人之物乃粥也」。《醫藥六書》讚：「粳米粥為資生化育坤丹。糯米粥為溫養胃氣妙品。」可見粥對人有多重要。

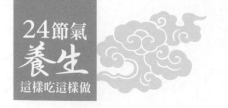
節令衣著

夏季出門時如果不戴帽子，人們就會感覺到熱，因為頭髮既將頭部散發出來的熱捂在裡面，又大量吸收紫外線，感覺到熱時頭上最先出汗就是這個道理。戴帽子能遮擋陽光、防熱、保護頭腦，但夏季的帽子必須具有散熱透風的性能。

選用涼帽時，只要能遮陽散熱、透風散汗就可以了。此外，白布對熱輻射的反射最大，吸收輻射最少，所以夏天戴帽最好選擇白色。

起居須知

大暑時節，炎熱的程度到達高峰。在日常起居上，睡眠要充足，不可在過於困乏時才睡，並且睡眠前不可做劇烈的運動。睡時要先睡眼，再睡心，逐漸進入深層睡眠。不可露宿，室溫要適宜，不可過涼或過熱。房中不可有對流的空氣，即「穿堂風」。

早晨醒來，要先醒心，再醒眼。在床上先做一些保健的氣功，如熨眼、叩齒、鳴天鼓等，再下床。早晨可到室外健身，但運動量不可過大，以身體微汗為度，最好選擇散步或靜氣功為宜。氣溫高的中午不要外出，而居室溫度亦不可太低。

人的皮膚具有保護、感覺、調節體溫、分泌、排泄、代謝等多種功能。皮膚上有幾百萬個汗毛孔，每天約排汗1000毫升，每毫升汗液在皮膚表面蒸發可帶走246焦耳的熱量。當外界氣溫超過35℃，人體的散熱主要依靠皮膚汗液蒸發，加速散熱，使體溫不至過度升高。大暑節氣中，有些人光著脊樑，誤以為這樣涼快，事實上如果光著脊樑，

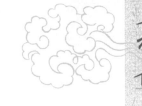
皮膚就會從外界吸收熱量，且不能通過蒸發的方式達到散熱的目的而感到悶熱。

　　風邪可引起多種疾病，傷人常在不經意之間。大暑時節天氣悶熱，晚上也酷熱難耐。有些人喜歡納涼至深夜，甚至貪涼而露宿於外，或睡於電風扇下，直吹取涼，這些都是不好的習慣。中醫指出：「夏夜避風如避箭。」夏季雖熱，但仍陰氣逼人，下半夜風也很涼，尤其在室內過道的風力比較大。而夏季人體皮膚毛孔開泄，入睡之後，肌體抵抗力較弱，極易遭受風邪的侵襲。

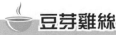 **節令養生食譜**

豆芽雞絲

材料：綠豆芽100克，仔雞胸肉200克，麻油、精鹽、味精、醋、白糖、薑、蒜瓣適量。

做法：薑切成細絲，蒜去皮搗成泥狀。雞胸放入開水鍋煮至六成熟，撈出瀝乾，撕成絲。綠豆芽去頭腳洗淨，放進開水鍋內略燙，撈出瀝乾，也裝入盛雞絲的盤內，用適量的醋、麻油、白糖、精鹽、薑絲、蒜泥調成鹵汁，澆入盤內，拌勻入味即可。

泥鰍絲瓜湯

材料：絲瓜100克，泥鰍150克，薑5克，薄荷葉10克，香油4克，蒜泥15克。

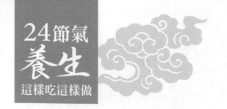

做法：將絲瓜去皮，切薄片；將腸中雜物排淨的泥鰍沖洗乾淨，
　　　放入沸水中煲10～15分鐘後，放入絲瓜、薄荷葉、薑、蒜
　　　泥，煮熟絲瓜，放入少許精鹽、香油4克，即可食用。

適宜人群：可治痱子癤毒，人人皆宜。

此湯有清熱解毒、利水滲濕的功效。

百合蓮子蛋羹

材料：百合、蓮子肉各50克，雞蛋2～3個，冰糖適量。

做法：先將雞蛋煮熟，去殼待用；百合、蓮子肉洗淨後，與雞蛋
　　　同放入燉盅內，加適量冰糖，隔水燉半小時左右即可。

適宜人群：可用於婦女更年期綜合症，還可抗衰老、補虛損。亦
　　　　　適用於慢性氣管炎，肺熱咳嗽，勞嗽咯血及心腎不交或心
　　　　　腎兩虛之失眠、心悸、遺精、尿頻、白濁、帶下，脾虛泄
　　　　　瀉者。

禁忌：百合性寒，故風寒咳嗽者忌食。

本燉品補中有清，為體弱之人常食之佳品。

滋補原則

　　《理虛元鑒》作者汪綺石在書裡指出，「夏防暑熱，又防因暑取
涼，長夏防濕。」這裡指明了夏季飲食養生的基本原則：在盛夏防暑
邪，在長夏防濕邪。長夏是每年陰曆六月，大暑時節正當長夏。長夏

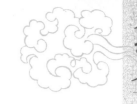
最適宜養津液，這樣不但能安度盛夏，對防病健身、延年益壽也大有好處。同時又要注意保護人體陽氣，防止因避暑而過分貪涼，從而傷害了體內的陽氣，即《黃帝內經》裡所指出的「春夏養陽」，也就是說，即使是在炎熱的夏天，仍然要注意保護體內的陽氣，飲食宜減苦增辛。

大暑時節氣候炎熱，萬物生長旺盛，人體氣血趨向體表，從而形成陽氣在外、陰氣內伏的生理狀態。所以夏天食物應以清熱消暑、健脾益胃、清淡爽口、利水滲濕、易於消化為佳。

節令養生須知：刮痧治中暑

盛夏季節，容易發生中暑。在發病初期，患者大都有腹痛、脘腹脹悶及頭部昏沉的感覺，中醫謂之痧症。此時必須儘快進行刮痧治療。

刮痧療法雖是流傳已久的民間方法，但實際上它卻蘊含著中醫經絡理論。刮痧講究以中醫皮部理論為基礎，用器具（牛角、玉石、火罐）等刮拭經絡穴位，通過良性刺激，充分發揮營衛之氣的作用，使經絡穴位處充血，改善局部微循環，疏通經絡，舒筋理氣，驅風散寒，清熱除濕，活血化淤，消腫止痛，祛除邪氣，以增強肌體自身潛在的抗病能力和免疫機能，從而達到扶正祛邪、防病治病的目的。

刮痧療法應用最為廣泛的就是治療中暑，有立竿見影的功效。方法：刮拭頸項胸背前後，施力由輕到重，從頭頂側向足跟方向刮拭。如無專用工具，可用硬幣塗抹萬金油或清涼油，刮拭面盡可能拉長，待皮表出現斑點（痧），色鮮紅或暗紅，有明顯疼痛時，再尋痛點短刮加強至皮色變得更深暗為止。

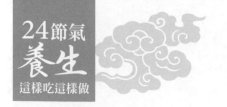

節令中藥養生：砭石與針灸

　　傳統的針刺療法起源於砭石。砭石是一種銳利的石塊，主要用來切割癰腫、排膿放血和用以刺激人體穴位，從而達到治病的目的，可以說是最早的醫療工具。那麼，砭石是怎麼會被用來治病的呢？

　　一般認為用砭石治病起於新石器時代。當時人們已經掌握了打製、磨製的技術，能夠製造較為精細的石器。砭石的形狀主要是根據它的用途而定，如用作穿刺的做成劍形、針形，一般稱為針石；用作切割的做成刀形，一般稱為鑱石。1963年在內蒙多倫旗頭道窪新石器時期遺址中，出土了一枚經過加工的石針，針長為4.6公分，針身呈四方形，一頭呈尖狀，一頭呈扁平的半圓狀，有刃口，既可用來針刺，又可用於切割。

　　隨著砭石的廣泛應用與實踐，人們又發明了骨針與竹針。當已經有能力燒製陶器時，又發明了陶針。隨著冶金技術的發明，人們又發明創造了銅針、鐵針、銀針、金針，豐富了針的種類，擴大了針刺治療的範圍。

　　對人體的某一部位進行溫熱刺激，以達到治病的目的，這種方法稱為灸法。灸法產生於古人用火取暖。人們在烤火中祛散了寒涼，得到了溫暖，同時體會到原有的疾病或疼痛卻因此而減輕或消失，於是就用獸皮或樹皮等包上燒熱的石塊、砂土等，貼敷在身體的某一部位以局部取暖，解除一些病痛。這就是原始的熱熨法。人們又逐步改善這種熱熨法，採用一些乾草等作燃料，在局部進行溫熱刺激來治病，這就形成了灸法。

　　灸所用的燃料，一開始往往用雜草樹枝等，以後逐步發展到木

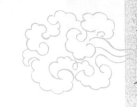

炭灸、竹筷灸、艾灸、硫磺灸、雄黃灸、燈草灸等，而最常用的是艾灸。因為艾葉具有溫經散寒止痛等功效，用以燒灸則熱氣內注，能溫煦氣血，治療虛寒之證。

節令美食：西瓜

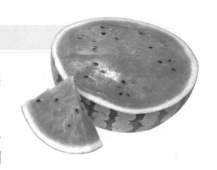

民間有俗語：「暑天幾塊瓜，藥劑不用抓。」李時珍在《本草綱目》中說西瓜「甘寒無毒」，不僅「消煩止渴，解暑熱」，而且「寬中下氣，利小水，治血痢，解酒毒」。《本經逢源》記載：西瓜能引心包之熱，從小腸、膀胱下瀉，能解熱病大渴，故有天生「白虎湯」之稱。白虎湯為漢傷寒論方，有清熱生津、解渴除煩的功效。西瓜是「天生白虎湯」，即指西瓜皮與其同功。西瓜皮中醫稱作「西瓜翠衣」，可以入藥。其實，瓜皮在清暑滌熱、利尿生津方面的作用遠勝於瓜瓤。

西瓜堪稱「瓜中之王」，味道甘味多汁，清爽解渴，是盛夏佳果。西瓜除不含脂肪和膽固醇外，含有大量葡萄糖、蘋果酸、果糖、氨基酸、番茄紅素及豐富的維生素C等物質，是一種富有營養、純淨、食用安全的食品。

應細說的是，西瓜雖好，但它屬寒涼之品，素體虛寒胃弱之人如若貪食過多，易引起腹痛、腹瀉。它還不宜與油膩之物一同食用。西瓜若與溫熱的食物或飲料同食，則寒熱兩不調和，易使人嘔吐。

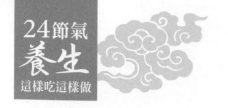
節令養生運動：游泳

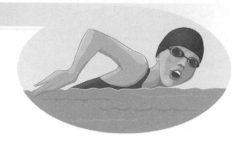

　　游泳是夏季最為適宜的健身運動，大暑盛夏炎熱，酷暑難消，游泳既可讓人得到樂趣，消暑去涼，又能讓人從中得到鍛煉。

　　游泳時，人在水中承受的壓力比在空氣中大許多倍。站在齊胸深的水中，呼吸肌可得到有效的鍛煉。經常游泳的人，心肌發達，收縮能力強；同時，呼吸肌亦強壯有力，肺活量大。

　　游泳過程中全身肌肉有節奏地進行著緊張收縮、放鬆舒張的交替活動，鍛煉了肌肉，也消耗多餘的脂肪。因而，經常游泳能使人體肌肉富有彈性，體型健美。經常在冷水中鍛煉，體溫調節機能得到改善，從而增強人體對溫度變化的適應能力。

　　游泳時，人體各部分的器官都參與活動，從而加大了人體能量的消耗，促進了新陳代謝，增強了神經、呼吸和消化、血液循環等系統的功能。且游泳時，水流和波浪對身體的摩擦和衝擊形成了水對人體的特殊「按摩」，這樣能使全身肌肉得到放鬆，緊張的神經得到休息，可以對經常失眠的人進行有效的催眠。

　　不要剛吃飽飯就游，以免因體表血管擴張，胃腸血液相對減少而影響消化功能。也不要空腹游泳，以防體內能源供應不足，使大腦血糖不足，引起頭暈眼花，四肢無力，甚至暈倒。游泳的最佳時間是在飯後1小時左右。

　　不宜在烈日下長時間游泳，最好避開中午陽光特別強烈的時段，以防中暑。游泳前應充分做好四肢、軀幹各類關節和肌群的準備活

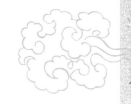

動，再用涼水澆澆面、胸等部位，慢慢適應水溫，切不可貿然入水，以防發生抽筋事故。

劇烈運動後出汗較多，也不應立即游泳。此時體力疲勞，肌體反應遲鈍，如立即下水，容易產生因動作不協調而引起的嗆水，還會使張開的汗腺和毛細血管急劇收縮，出現肌肉痙攣。

妙方巧治本季常見病：中暑

中暑是發生於夏季或高溫作業時的一種急性病症，屬於中醫學「暑厥」、「暑風」、「閉證」的範圍。長時間受到烈日暴曬或氣溫過高，是導致本病的主要因素。臨床表現輕者可見頭痛、頭暈、噁心、嘔吐等症狀，嚴重者可突然昏迷、肢厥、面色蒼白、呼吸不勻、血壓降低、高熱等。本病患者以老年人、身體虛弱及長期臥床的患者與產婦為多見。以下方法可緩解中暑，減輕痛苦。

苦瓜方

材料：苦瓜1個，綠茶適量。

製法：將苦瓜上端切開，去瓤，裝入綠茶，把苦瓜掛於通風處陰乾。取下洗淨，連同茶葉切碎，混勻。每服10克，以沸水沖泡，代茶頻飲。

用法：每日一次。

主治：中暑發熱、口渴煩躁、小便不利等症。

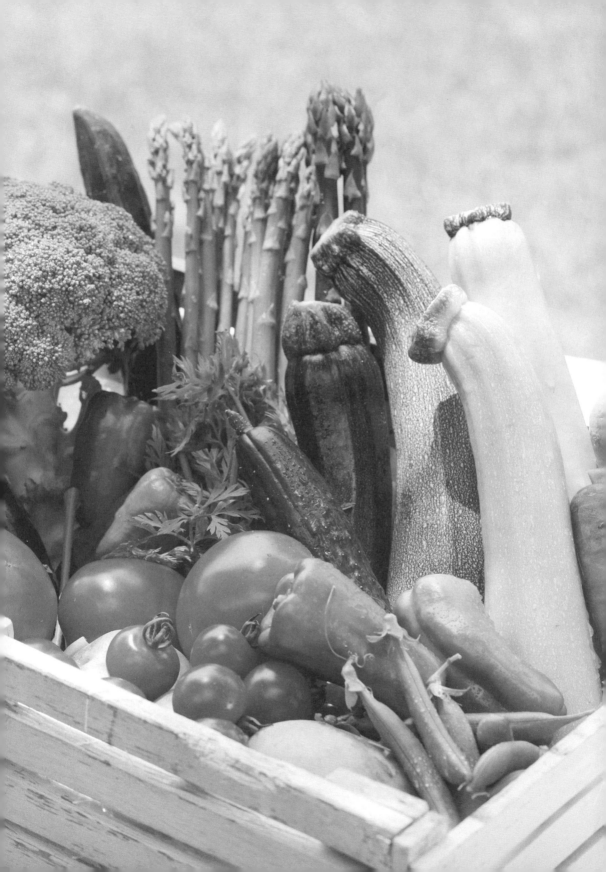

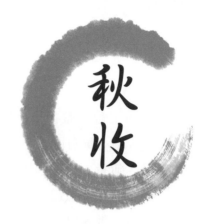

秋收

　　《管子》指出：「秋者陰氣始下，故萬物收。」意思是說，秋天陽氣漸收，而陰氣逐漸強大起來；萬物成熟，到了收穫之季。從氣候特點來看，秋季由熱轉寒，即「陽消陰長」的過渡階段。正如《黃帝內經》裡所說：「秋冬養陰。」所謂秋冬養陰，是指在秋冬養收氣、養藏氣，以適應自然界陰氣漸生而旺的規律，從而為來年陽氣生發打基礎。因此，秋季飲食養生皆不能離開「收養」這一原則。也就是說，秋天養生一定要把保養體內的陰氣作為首要任務，不應耗精而傷陰氣，飲食之味宜減辛增酸。

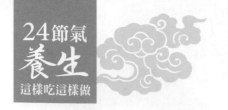
肺主管人體各種生理功能的調節和代謝。另外，肺為「相傳之官」，對心臟有協助作用。肺統領人一身的「氣」。《靈樞 九針論》中有「肺者，五臟六腑之蓋也」。肺為白色分葉狀，位於胸腔，覆蓋著心臟，連接氣道，開竅於鼻。肺主管呼吸，主要功能活動為呼出體內濁氣、吸入自然清氣，完成體內外氣體的疏通和交換，促進人體宗氣的生成。

宗氣，即由肺吸入的清氣結合由脾胃運化的精氣而生。宗氣形成後便依靠肺向全身輸送。宗氣除了滋養人體，還調節氣流通暢，維持人體正常代謝，可說是人體機能活動的主動力。元氣是人體的根本，它與宗氣、水穀精氣及氧氣相結合，共同充養人體。

秋季人體的陰精也與自然界一樣，「萬物沉浮於生長之門」，斂藏內養五臟。因此，更要注意合理安排睡眠時間，以與自然之氣相呼應。

俗諺云，「會吃不如會睡」、「吃人參不如睡五更」。《素問 四氣調神大論》明確指出秋季應早睡早起，這是適應秋季養收之道的起居方式。早睡早起的目的是順應秋季人體陰精隨著自然界陰陽的變化而收斂於體內，陽氣舒展的狀態。早臥，以順應秋季陰精的收藏之象，以養「收」氣；早起，以順應秋季陽氣的舒展，使肺氣得以宣發、肅降。這樣就能與秋季自然界的規律相呼應，實現「秋季養收」的目的。

秋季由於氣候宜人，夜間更為涼爽，加上秋蟲啾啾之聲，也易催人入睡，故宜早睡，保持充足的睡眠，以補炎夏睡眠之不足。這也是增強體質，預防秋季感冒的有效方法之一。《老老恆言》卷一中寫道：「秋宜早臥早起，逆之則傷肺。」《類證要訣》說：「秋冬任

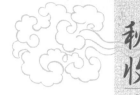

晏眠，晏忌日出後，早忌雞鳴前。」即秋季早起應在日出前而不宜太晚。

秋凍，就是「秋不忙添衣」，但這要看情況靈活掌握，不能死搬教條。初秋，暑熱未盡，涼風時至，衣被要逐漸添加，但不可一下加得過多，捂得太嚴。晚秋，穿衣可略少，有意識地讓人體「凍一凍」，但要有限度，以自己能接受，不會「凍」出毛病為度。這樣可避免因多穿衣服導致身熱汗出，汗液蒸發，陰津耗傷，陽氣外泄。「秋凍」也是順應了秋天陰精內蓄、陽氣內收的養生需要，也為冬季藏精做好耐寒的準備。

微寒的刺激，可提高大腦的興奮性，增加皮膚的血流量，使皮膚代謝加快，肌體耐寒能力增強，這也是對「若要小兒安，須帶幾分饑和寒」的印證。其實，成年人在秋季也需略帶寒，只是這個「寒」自己應嚴格掌握。至於老人就要十分謹慎地根據自身情況來定了，但緩慢添衣還是可取的。

另一方面要注意初秋切勿過度禦寒，把自己嚴密包裹。天剛有涼意，外出時加棉帽套頭，口罩捂嘴，以為這樣可平安無事，其實這是在削弱自身的抵抗力和耐寒力，使身體變得弱不禁風，抵抗力下降，三天兩頭感冒發燒。

「秋凍」不僅局限於未寒不忙添衣上，還可引申為秋季的一種養生法則。例如，睡覺不要蓋得太多，多蓋容易導致出汗傷陰耗津。各種運動，如打球、爬山、散步等，無論何種活動都應注意一個「凍」字，尤其是冷水浴，是符合「秋凍」的有效方法，應長期堅持，不要間斷。

耐寒鍛煉十分重要，耐寒力是抵禦疾病的一種抗力，尤其在冬季

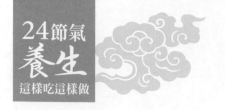
更重要。耐寒鍛煉應始於初秋，可循序漸進地堅持，從冷水洗臉、擦身，到冷水浴，直到冬泳。

　　營養學家指出，只有食物的多樣化才能供給人體全面的營養。如穀類，主要供給熱能和維生素B；豆及豆製品，主要供給植物蛋白質；蔬菜水果，主要供給維生素C、無機鹽和食物纖維等。秋季的飲食養生應在平衡飲食五味的基礎上，根據個體的具體情況，適當增加甘、淡、酸、滋潤的食物，但不可太過。

　　進食時，應細嚼慢嚥，既利於食物的充分消化和營養物質的完全吸收，又能通過纖維食物保持腸道水分的作用和咀嚼，以生津潤燥，達到防治秋季咽喉乾燥、腸燥便秘等不良反應的目的。

　　秋季天高雲淡，氣候清爽，是進行健身運動的大好時節。在這個時節裡除日常飲食起居調攝外，要順應節氣進行一些耐寒鍛煉的健身運動，以增強肌體適應氣候多變與氣溫逐漸降低的能力；秋季進行健身運動，還有助於消除或減輕「秋思」的憂鬱症候，使人精力充沛。

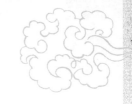

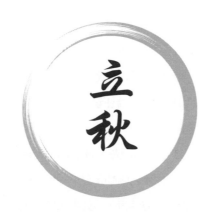

節令特點

每年8月7日或8日，太陽到達黃經135°，為立秋。《月令七十二候集解》說：「七月節，立字解見秋（立秋）。秋，揫也，物於此而揫斂也。」立秋是秋季開始的標誌，此時農作物快成熟了。

立秋又稱交秋，從這一天開始進入秋天。立秋一般預示著炎熱的夏天即將過去，秋天即將來臨。立秋後雖然一時暑氣難消，還有「秋老虎」的餘威，但總的趨勢是天氣逐漸涼爽。有諺語說：「立秋之日涼風至。」即立秋是涼爽季節的開始。儘管天氣還處於炎熱之中，但素有「秋老虎」之稱的高溫天氣卻已不同於使人煩悶的暑熱。此時已經沒有了暑天的悶熱天氣，人也不再有黏熱的感覺。

立秋三候為「一候涼風至；二候白露生；三候寒蟬鳴。」是說立秋過後，颳風時人們會感覺到涼爽，此時的風已不同於暑天中的熱風；接著，大地上早晨會有霧氣產生，且秋天感陰而鳴的寒蟬也開始鳴叫。

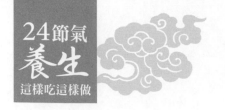
養生要領

「立秋」在氣候上雖不是真正秋天的到來,但至少是從暑熱天氣中走出來了,是一年中氣溫由升溫向降溫的轉折期。立秋後,一日的溫差逐漸明顯,往往是白天很熱,夜晚比較涼爽,天氣漸漸轉涼,故有「立秋一日,水冷三分」的說法。所以立秋後,應少下水游泳,以免著涼生病。立秋之後,早晚涼風時至,秋風秋雨漸多,氣候多變,如不注意養生保健,易患多種疾病,影響身體健康。

經炎夏消耗,入秋之後,人體消化功能下降,腸道抗病能力減弱,若有不慎,即可發生腹瀉。所以,秋後要格外注意飲食調理,注意氣候冷熱變化,加強體格鍛鍊,增強體質。

在秋高氣爽、繁花似錦的黃金季節,還容易發生變態反應性疾病。儘管發病率沒有春天高,但也不少見,如花粉症、支氣管哮喘等。這類發生在秋天的過敏性疾病,症狀與春天發生者相同,均是由於接觸空氣中的各種過敏物質引起。在此時節,既往有上述過敏性疾病的患者要多加小心,注意自身防護,避開致敏源,避免吸入刺激性氣體及塵埃等,並留神氣候變化。

秋涼之際,略顯溫熱潮濕的氣候,為蚊子的孳生提供了適宜的條件,因而成為蚊媒性傳染病的高發季節。所以進入秋天以後,要注意淨化周圍環境,做好室內衛生,夜間在室內充分利用滅蚊器滅蚊,嚴防蚊子叮咬。要晚一點兒增衣,要適當地凍一凍,以增強身體的禦寒能力。等天氣真正冷時再適當地增加衣服,這樣既感到暖和,又不容易患外感風寒引起的一系列疾病。

要做到內心寧靜,神志安寧,心情舒暢,切忌悲憂傷感。立秋

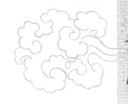

時節已是天高氣爽之時，應開始「早臥早起」。早臥以順應陽氣之收斂，早起為使肺氣得以舒展，且防收斂太過。

《素問 臟氣法時論》說：「肺主秋……肺收斂，急食酸以收之，用酸補之，辛瀉之。」可見酸味收斂肺氣，辛味發散瀉肺，秋天宜收不宜散，所以要儘量少吃蔥、薑等辛味之品，適當多食酸味果蔬，飲食應以滋陰潤肺為宜。

節令衣著

自古以來就流傳著「春捂秋凍，不生雜病」的養生保健諺語，這裡所說的「秋凍」，意思是說秋季到來之後，不要氣溫稍有下降就立刻增衣添被，把自己捂得嚴嚴實實。初秋，暑熱未盡，涼風時至，當天氣驟然變冷時，適當地增衣是必要的，否則不但不能預防疾病，反而會招災惹病，而「適當增衣」是指讓自己略感涼而不感寒為宜。秋凍的另一層意思是說，晚秋可適當拖延增加衣物的速度，但要以自己能接受為限度。

起居須知

立秋是進入秋季的初始，《管子》中記載：「秋者陰氣始下，故萬物收。」此時節在養生起居上，應做到早臥早起。早睡可調養人體的陽氣，早起則可使肺氣得以舒展，且防收斂之大過。

秋季適當早起，可減少血栓形成的機會，對於預防腦血栓等缺血性疾病有一定意義。一般來說，秋季以晚9：00～10：00入睡，早晨

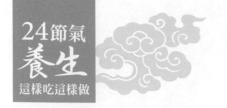

5：00～6：00起床比較合適。

立秋時節，暑熱未盡，雖有涼風時至，但天氣變化無常，早晚溫差大，白天仍然炎熱異常。此節氣中多加強夜裡的睡眠時間很有道理，正好借此補償夏日的睡眠不足。秋季早睡，完全符合「養收之道」的養生原則。

 ## 節令養生食譜

立秋時節秋季開始，養生須順應其變化，可採取以下飲食方案。

蛤蜊百合

材料：百合100克，鮮蛤蜊肉200克，蔥、薑、料酒、醋各適量。

做法：蛤蜊用溫水洗淨晾乾（乾品需浸泡），加料酒、醋拌和後取出，與百合入油鍋中爆炒，再下薑、蔥、高湯煮食。

適宜人群：適用於陰虛潮熱，心煩失眠，乾咳，鼻出血者。

本道菜肴有滋五臟之陰、清虛勞之熱的功效。

 ### 荷葉乳鴿

材料：乳鴿1隻，鮮荷葉1張，料酒、醋各適量。

做法：將乳鴿宰殺洗淨，去頭、腳、內臟，用醬油、醋、料酒浸過，取鮮荷葉包起，上籠蒸熟即可。

適宜人群：凡高溫作業或出汗過多引起的頭暈乏力，心煩失眠，口鼻乾燥以及體質羸弱者均適宜食用。

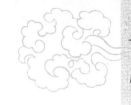

本道菜肴有滋腎生津、滌穢治煩的功用。

冰糖鴨蛋羹

材料：鴨蛋2個，冰糖適量。

做法：先將冰糖用溫水溶化，然後將鴨蛋打入裝冰糖水的碗內，調勻，再隔水蒸15分鐘左右即可。

適宜人群：適用於肺熱咳嗽、久嗽、咽炎、咽乾痛、口渴、乾嘔、大便乾結者。

禁忌：脾胃虛寒、泄瀉者忌食用。

鴨蛋味甘、鹹，性涼，入肺、胃經，可滋肺胃之陰。冰糖可滋陰清熱。二者配伍，是秋季常食之佳品。

滋補原則

立秋時節進補的原則是少辛增酸。中醫認為，金克木，即肺氣太盛可損傷肝的功能，故在秋天要「增酸」，以增加肝臟的功能，抵禦過盛肺氣之侵入。少吃一些辛味的食物，這是因為肺屬金，通氣於秋，肺氣盛於秋。辛味與肺相應，可增強肺的功能。肺屬金，肝屬木，五行之中金克木，如果食辛太多很容易造成肺氣過盛而損傷肝臟。根據中醫營養學的這一原則，立秋要少吃一些辛味的蔥、薑、蒜、韭、椒等辛味之品，要多吃一些酸味的水果和蔬菜以助養肝。

中醫養生學家還提倡在秋季每天早晨吃粥。古人認為：「蓋晨起食粥，推陳致新，利膈養胃，生津液，令人一日清爽，所補不小。」

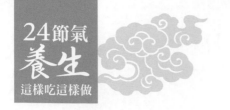

此外還要謹記「秋瓜壞肚」，立秋之後，不論是西瓜還是香瓜都不能多吃，否則會損傷脾胃的陽氣。

節令養生須知：美味粥品防貼秋膘增肥

經過一個漫長酷暑的煎熬，人體內的蛋白質、微量元素及脂肪等營養實在是耗損了不少。隨著秋風送爽，人們終於煥發了精神，胃口也好了起來，但醫學專家指出，適當的「貼秋膘」確實有益於恢復體力，但若貼補過分，相對運動不足，耗損的熱量過低，也易導致「秋胖超重」。那麼，怎樣是貼補又不胖的「兩全之策」呢？可以有意識地多吃一些低熱量的減肥食品，如赤小豆、蘿蔔、竹筍、薏米、海帶、蘑菇等。平時不妨多喝點粥，少吃高熱量、高脂肪的食物，既潤肺、祛火、美容，又可保持夏天好不容易瘦下來的身材。以下介紹三種適宜秋季吃的粥。

1.甘蔗粥：甘蔗汁100毫升，粳米50克，加清水熬成稀粥。適用於肺燥乾咳、便秘者，大便通暢則「排毒」順暢，有利美容。

2.梨粥：梨子洗淨切碎後與米一起煮粥。對於人們常出現口乾舌燥、乾咳無痰等燥熱症狀有良好的潤燥作用。

3.胡蘿蔔粥：把適量的胡蘿蔔洗淨切碎，加米一同煮粥。秋季天氣乾燥，人們多出現皮膚粗糙、口唇裂皮、眼睛乾澀、頭屑增多等症狀，此品有一定的防治作用。

在日常飲食中，建議選擇適宜秋季吃的蔬菜，如豆芽、菠菜、胡蘿蔔、芹菜、小白菜、萵筍等，都是營養豐富又不容易「發胖」的蔬菜。另外，有計劃地增加活動，適當的運動，也可間接阻止過多脂肪

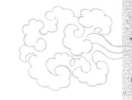

在體內囤積。秋高氣爽，正是出遊的好時節，既可遊山玩水，鍛煉身體，又能達到減肥的目的。

節令中藥養生：入秋滋補中藥

從氣候特點而言，秋季之風性屬燥，從人體臟腑而言，秋季肺旺肝弱，脾胃易受其影響，秋季為收藏季節，人體也宜收斂。故秋季藥物保健法應以清潤為主，輔以補養氣血。

1.清潤秋燥藥

秋燥有溫燥、涼燥之別，在用藥上應予以區分。常用的潤燥藥介紹於下。

沙參：性味甘、微寒，功能潤肺止咳，養胃生津。

天冬：性味甘、大寒，功能養陰清熱，潤燥生津。

麥冬：性味甘、微寒，功能養陰清熱，潤肺止咳。

百合：性味甘，微寒，功能潤肺止咳，清心安神。

2.養陰滋補藥

在秋季，應養陰滋補肝腎，因為秋為肺所主，肺盛而肝弱，滋補肝腎，可調理臟腑之間的平衡。

女貞子：性味甘、苦、涼，功能滋腎益肝，烏鬚明目。

胡麻仁：性味甘、平，功能滋養肝腎，潤燥滑腸。

乾地黃：性味甘、苦，功能清熱、涼血、生津、滋陰。

玄參：性味甘、苦、寒，功能養陰生津，瀉火解毒。

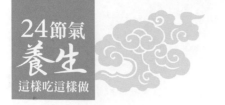
黃精：性味甘、平，功能補脾潤肺。

玉竹：性味甘、微寒，功能養陰潤燥，生津止渴，適用於肺胃燥熱傷陰之證。

3.益肺潤燥劑

枇杷膏：由枇杷葉製成。功能清肺潤燥、止咳化痰，適用於肺熱燥咳。

雪梨膏：由大雪梨製成。功能養陰潤肺，清燥止咳，適用於慢性支氣管炎。

二冬膏：由天冬、麥冬製成。二冬均為甘寒清潤之品，都具有養陰潤肺之功，天冬功在肺腎，麥冬功在肺胃，二藥合用，互相協同，相互補充，功能養陰潤肺，祛痰止咳，適用於咳痰少、痰中帶血、鼻乾咽痛等肺陰虛症狀。

節令美食：藕

李時珍在《本草綱目》中稱藕為「靈根」。藕味甘，性寒，無毒，自古就被視為祛淤生津之佳品。

藕分為紅花藕、白花藕和麻花藕三種。紅花藕藕形瘦長，外皮褐黃色、粗糙，含粉多，水分少，不脆嫩；白花藕肥大，外表細嫩光滑，呈銀白色，肉質脆嫩多汁，甜味濃郁；麻花藕呈粉紅色，外表粗糙，含澱粉多。藕含有多種營養及天冬鹼、蛋白氨基酸、葫蘆巴鹼、蔗糖、葡萄糖等。鮮藕含20%的糖類物

質和豐富的鈣、磷、鐵及多種維生素。

蓮藕生食，能清熱潤肺，涼血行淤，如將鮮藕壓榨取汁，其功效更佳。古人常以鮮藕汁、鮮梨汁、鮮荸薺汁、甘蔗汁等混合，用於治療熱病，口渴傷陰，焦躁難解。蓮藕熟吃，可健脾開胃，止瀉固精。老年人常吃藕，可調中開胃，益血補髓，安神健腦，延年益壽。婦女產後本忌食生冷，但唯獨不忌藕，這是因為它具有止血消淤的特性。此外，藕有清肺止血的功效，肺結核患者食用也很好。

鮮藕入饌，既可單獨做菜，也可做其他菜的配料。如藕肉丸子、藕餃、炸脆藕絲、煨燉藕湯、鮮藕燉排骨、涼拌藕片等，都是佐酒下飯的佳品。

節令養生運動：太極拳

太極拳其動作輕鬆柔和、圓活自然，連貫協調，配合呼吸、運氣，「以意領氣，以氣運身」，具有健身和醫療的雙重價值，是我國傳統的保健療法之一。

明代著名醫學家張景嶽云：「上氣海在膻中，下氣海在丹田，而肺腎兩臟所以為陰陽生息之根本。」肺主氣，司呼吸；腎主納氣，為元氣之根。因而秋季練習太極拳，能達到「秋養收氣」、「秋養陰」、「養肺氣」等養生目的，也是秋季常見病防治、康復的一種有效方法。練習太極拳要求呼吸細、勻、長緩的腹式呼吸，通過肺、腎的協同作用，能增強或改善肺功能、補腎益元氣，進而使氣血周流全身，營養臟腑、組織、皮毛、肌肉。練習太極拳還要求神意內守，以靜馭動，形神兼備，氣沉丹田，內外合一，陰陽相貫。

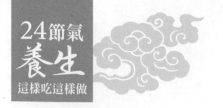

妙方巧治本季常見病：中風

　　中風多見於中老年人，由於發病突然，難以預測，致使死亡率和病殘率都較高。大量的醫學統計資料表明，70％以上的中老年人中風發生在秋季，因此，醫學專家把中風稱為「秋季神經科流行病」。以下方法可緩解中風，減輕患者痛苦。

 阿膠方

材料：驢皮膠（炙燥）900克，黃酒4000毫升。
製法：以酒煮膠冷化，久煮約得2500毫升。
用法：每日服3～4次，每次空腹服一盅，或黃酒烊化開。
主治：中風身如角弓反張。

 黃豆方

材料：黃豆1000克，米酒1000毫升。
製法：將黃豆炒至焦黃，以酒漬取汁。
用法：口噤不開者，開口灌之；若身直，不得屈伸反復者，取槐皮黃、白者適量切之，以酒水煮去渣，稍稍服之。
主治：中風諸急。

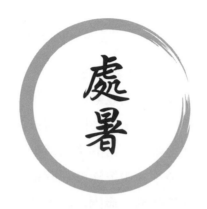

節令特點

著有《清嘉錄》的顧鐵卿形容處暑:「土俗以處暑後,天氣猶暄,約再曆十八日而始涼;諺云:處暑十八盆,謂沐浴十八日也。」意思是說,處暑後還要經歷大約十八天的炎熱天氣。

處暑節氣在每年8月23日,處於太陽黃經150°。「處」有躲藏、終止的意思,「處暑」表示炎熱暑天結束了;也含有秋季又見暑熱氣候,僅次於夏季的含義。

處暑三候為「一候鷹乃祭鳥;二候天地始肅;三候禾乃登。」此節氣中老鷹開始大量捕獵鳥類,並且先陳列如祭而後食;接著天地間萬物開始凋零,充滿了肅殺之氣,《呂氏春秋》上說:「天地始肅,不可以贏。」即是告誡人們秋天是不驕盈要收斂的季節;第三候「禾乃登」的「禾」指的是黍、稷、稻、粱類農作物的總稱,「登」就是成熟的意思。

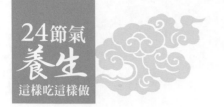

養生要領

　　處暑節氣正是處在由熱轉涼的交替時期，人體內陰陽之氣的盛衰也隨自然界的陽氣由疏泄趨向收斂而發生轉換。此時起居作息也要相應地調整，首先調整的就是睡眠時間。可以說，各類生物若沒有正常的睡眠，就不能很好地維持正常的生命活動。現代醫學研究將睡眠分為四期：入睡期、淺睡期、中等深度睡眠期、深度睡眠期。前兩個時期是在朦朧狀態，易被喚醒，後兩個時期則處於熟睡狀態。一般地說，熟睡時不易被叫醒。如果能正常地進入睡眠四期，你的大腦將能得到很好的休息，保證第二天的最佳精神狀態。這是秋季養生的重要方法。

　　處暑時節不宜急於增加衣服。讓體溫在秋時勿高，以利於收斂陽氣。因為熱往外走之時，必有寒交換進去。但是，夜裡外出要增加衣服，以保護陽氣。睡覺應關好門窗，腹部蓋薄被，防止秋風流通使脾胃受涼。白天只要室溫不高不宜開冷氣，可開窗使空氣流動，讓秋殺之氣蕩滌暑期熱潮留在房內的濕濁之氣。

　　可吃溫補食物。臉無痘、面不紅者若有吃辣味的習慣，可適當吃些辣椒、胡椒之類食物；有飲酒習慣者可適量喝一點酒，其中白酒、黃酒一定要加溫；主食以吃精白麵補氣為好；喜歡吃紅棗、桂圓者，早晨可吃幾顆；酸味主收斂，因此喜歡吃酸味者，可適量吃些酸味食品。

節令衣著

　　初秋切勿過度禦寒，否則身體抗病能力會下降，反而容易生病。

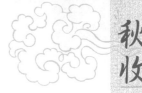

「秋凍」不僅局限於未寒不忙添衣，還要密切注意天氣變化。添衣與否應根據天氣的變化來決定，只是不宜添得過多，以自身感覺不過寒為主。初秋的天氣變化無常，「一天有四季，十里不同天」。因而應多備幾件秋裝，做到酌情增減，隨增隨減。特別是老年人，代謝功能下降，血液循環減慢，既怕冷，又怕熱，對天氣變化非常敏感，更應及時增減衣服。

起居須知

處暑時節，炎熱的氣候已接近尾聲，早晚溫度低，白天氣溫高。此時節的顯著氣候特徵為乾燥，天氣少雨，空氣中濕度小。人們往往會覺得皮膚變得緊繃，甚至脫屑，口唇乾燥或裂口，鼻咽燥得冒火，毛髮枯而無光澤，頭皮屑增多，大便乾結。這都是由於氣候乾燥造成的。

這種現象就是人們所說的秋燥。此時節的秋燥屬溫燥，發展病症為咳嗽少痰、咽乾不適、鼻燥口乾、手腳心熱等。某些疾病在秋燥的作用下，也易復發或加重，如支氣管擴張、肺結核等。因此，在此時節自我保健防秋燥就顯得十分重要。

現代研究發現，夜間0：00～4：00點，體內各器官的功能都降至最低點；中午12：00～13：00點，是人體交感神經最疲勞的時間。老年人睡子午覺（即每天於子時、午時入睡）可降低心、腦血管的發病率。因此，老年人除了應該早睡早起外，最好是在中午12：00～13：00午休。

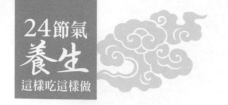

 節令養生食譜

處暑時節養生要順應「秋老虎」的氣候特點，其飲食方案如下。

 木耳粥

材料：黑木耳30克，粳米100克，大棗3～5枚，冰糖適量。

做法：將黑木耳溫水浸泡半日，洗淨後待用。粳米與大棗同煮，煮沸幾分鐘後放入黑木耳、冰糖，文火熬成粥，即可。

適宜人群：適用於痰中帶血、慢性便血、虛勞咳喘、痔瘡出血及眼底出血者等。

禁忌：腹瀉之人少食用。

木耳味甘，性平，歸胃、大腸經。木耳可涼血止血，治療各類出血病。木耳中所含的固醇類成分具有維生素D的作用，有利於鈣的吸收，可預防小兒佝僂病和老年人骨質疏鬆症。木耳含有多糖類和磷脂等營養成分，可補腦強心，又可防治血管硬化、高血壓病等。此粥有益氣養胃、滋陰生津、潤肺止血、補腦強心的功效。

 玉米鬚燉甲魚

材料：玉米鬚100克，甲魚1隻，蔥、鹽、黃酒各適量。

做法：將甲魚去頭、爪和內臟；玉米鬚洗淨，裝入紗布袋中，紮緊袋口。將甲魚、藥袋放入砂鍋內，加薑、蔥、食鹽、黃酒、清水適量，置武火上燒沸後，轉文火燉熬至熟，即成。

適宜人群：適用於口渴神倦，高血壓、糖尿病者。

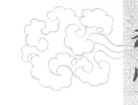

　　玉米鬚味甘，性平，入肝、腎經。《滇南本草》說：「寬腸下氣。治婦人乳結，乳汁不通，紅腫疼痛，怕冷發熱，頭疼體困。」據現代醫學研究，玉米鬚有利尿作用，對腎臟病、浮腫性疾病、糖尿病等有效；對膽囊炎、膽結石、肝炎性黃疸等有一定療效。玉米鬚與甲魚烹製而成的藥膳，具有養陰補血、消渴降壓之功效，適合中老年人。

蓮子牛肚

材料：蓮子40粒，牛肚1個，香油、食鹽、蔥、生薑、蒜、醬油各適量。

做法：將牛肚洗淨，然後把去心的蓮子裝在牛肚內，用線縫合，放鍋中加水清燉至熟。熟後待冷，將牛肚切成絲，與蓮子共置盤中，蔥、薑、蒜洗淨切成粒，加醬油、香油拌勻，淋在盤中即成。

適宜人群：適用於病後體虛、小兒疳積、尿頻、虛煩不眠、脾胃虛弱、消化不良、食少便溏、虛勞消瘦者。

禁忌：腹滿痞脹或大便燥結者不宜食用。

　　蓮子味甘澀，性平，能補脾益胃，澀腸固精，養心安神。牛肚，即牛胃，味甘，性平，能補虛益脾胃。

滋補原則

　　人們經過炎熱的夏天，身體耗損大，而進食較少，當天氣轉涼，調補一下身體頗有必要。但那種不管肌體情況，把許多補藥、補品，

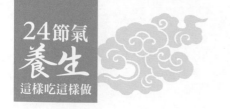
如人參、鹿茸、雞肉、羊肉等集中食用,不但對健康無益,反而浪費財力、物力,甚至還會損害身體。

因此,秋季六節氣養生的飲食原則是既要營養滋補,又要容易消化吸收。換季是人們抵抗力最弱的時候,如果體質不佳就非常容易得病。這時多吃一些能夠增強免疫力和抵抗力的食品,對身體健康大有好處。

節令養生須知:一夏無病三分虛,入秋調理有八忌

俗話說:「一夏無病三分虛」,到了處暑時候,氣候雖然早晚涼爽,但仍有秋老虎肆虐,故人極易倦怠、乏力、納呆等。根據中醫「春夏養陽,秋冬養陰」的原則,此時進補十分必要,但進補不可亂補,應注意八忌。

一忌無病亂補。無病亂補,既增加開支,又害自身。如服用魚肝油過量可引起中毒,長期服用葡萄糖會引起發胖,血中膽固醇增多,易誘發心血管疾病。

二忌虛實不分。中醫的治療原則是虛者補之,不是虛症患者不宜用補藥,虛症又有陰虛、陽虛、氣虛、血虛之分,對症服藥才能補益身體,否則適得其反,會傷害身體。保健養生雖然不像治病那樣嚴格區別,但起碼用膳應分為偏寒偏熱兩大類。偏寒者畏寒喜熱,手足不溫,口淡涎多,大便溏,小便清長,舌質淡脈沉細。偏熱者,則手足心熱,口乾,口苦,口臭,大便乾結,小便短赤,舌質紅,脈數。若不辨寒熱妄投藥膳,容易導致「火上加油」。

三忌多多益善。任何補藥服用過量都有害。認為「多吃補藥,有

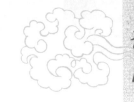
病治病，無病強身」是不科學的，如過量服用參茸類補品，可引起腹脹，不思飲食；過服維生素C，可致噁心、嘔吐和腹瀉。

四忌凡補必肉。動物性食物無疑是補品中的良劑，它不僅有較高的營養，且味美可口。但肉類不易消化吸收，若久服多服，對胃腸功能已減退的老年人來說，常常不堪重負，而肉類消化過程中的某些「副產品」，如過多的脂類、糖類等物質，又往往是心腦血管病、癌症等老年常見病、多發病的病因。飲食清淡也不是不補，尤其是蔬菜類更不容忽視。現代營養學觀點認為，新鮮的水果和蔬菜含有多種維生素和微量元素，是人體必不可少的營養物質。

五忌以藥代食。藥補不如食補，重藥物輕食物是不正確的。殊不知許多食物也是有治療作用的藥物。如多吃芹菜可治療高血壓；多吃蘿蔔可健胃消食，順氣寬胸，化痰止咳；多吃山藥能補脾胃。日常食用的核桃、花生、紅棗、扁豆、藕等，也都是進補的佳品。

六忌重「進」輕「出」。隨著人民生活水準提高，不少家庭天天有葷腥，餐餐太油膩，這些食物代謝後產生的酸性有毒物質，需及時排出，而生活節奏的加快，又使不少人排便無規律甚至便秘。故養生專家近年來提出一種關注「負營養」的保健新觀念，即重視人體廢物的排出，減少「腸毒」的滯留與吸收，提倡在進補的同時，亦應重視排便的及時和通暢。

七忌恆「補」不變。有些人喜歡按自己口味，專服某一種補品，繼而又從多年不變發展成「偏食」、「嗜食」，這對健康是不利的。因為藥物和食物既有保健治療作用，亦有一定的副作用，久服多服會影響體內的營養平衡。尤其是老年人，不但各臟器功能均有不同程度的減退，需要全面地系統地加以調理，而且不同的季節，對保健藥物

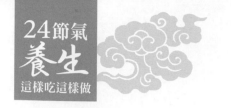
和食物也有不同的需求。因此,根據不同情況予以調整是十分必要的,不能恆補不變,一補到底。

八忌越貴越補。「物以稀為貴」,那些高貴的傳統食品如燕窩、魚翅之類,其實並無奇特的食療作用,而十分平常的甘薯和洋蔥之類的食品,卻有值得重視的食療價值。另外,凡食療均有一定的對象和適應症,故應根據需要來確定藥膳,「缺什麼,補什麼」,切勿憑貴賤來分高低,尤其是老年人,更應以實用和價格低廉為滋補原則。

節令中藥養生:秋季良藥百合

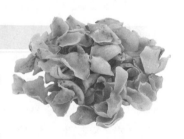

百合,自古以來就是人們祈福的吉祥物,所以每當花色淡雅的百合花盛開之時,便成了人們看望患者、走親訪友的首選之花。百合不但花美味香而寓意吉祥,還有很高的藥用價值。

百合最有藥用價值的部位是在秋季採挖的根部。秋季,乾燥的氣候條件特別容易影響到人體的肺部,引起口乾咽燥、咳嗽少痰等症狀。而此時採挖的百合根,味甘微苦、性平,能入心經肺,能潤肺止咳、清心安神,對肺部的燥熱病症有較好的治療效果。漢代的名著《金匱要略》中就記載了不少用百合為主要配方的藥,如「百合丹」等,至今仍受到醫者的推崇。

百合還能作為外用藥物使用。在瘡癤腫痛初起時,用鮮百合莖洗淨,加少許鹽搗爛後敷患處,有療效。

百合不僅能藥用,還可用來做藥膳。用百合加粳米煮成粥,清香可口,生津補陰,很適宜老年人和久病體虛者,特別是心煩失眠、低

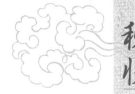

熱易怒者。患有皮膚病的人，常食用百合加薏仁煮成的粥，對疾病有一定療效。如在百合粥中加上甜杏仁，則對那些肺陰虛久咳、乾咳無痰、氣逆微喘的人有益。單用百合煮爛後，加適量白糖，連湯帶百合一齊喝下，可作為肺結核患者食療的佳品。百合加綠豆同煮，能除燥潤肺，還能清熱解暑。百合炒肉片，是一道脆甜清香的佳餚，具有補益五臟、養陰清熱、增進食欲的功效。

　　百合是秋季最常見也是最經濟的滋補品，常食有益健康，但由於其性偏涼，胃腸功能比較弱、大便經常溏瀉者不宜多食。

節令美食：柚子

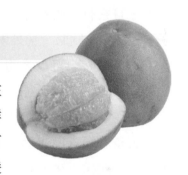

　　柚子又名「文旦」，外皮很厚，大多在10～11月採摘。柚子多見於南方，其果實鮮食甘酸可口，沁人心脾；其果皮、柚花皆可入藥，有「天然水果罐頭」之稱。柚子營養價值很高，含有豐富的蛋白質、有機酸、維生素及鈣、磷、鎂、鈉等人體必需的元素，這是其他水果所難以比擬的。每100克柚子含有0.7克蛋白質、0.6克脂肪、57千卡的熱量。

　　柚子不但營養價值高，還具有健胃、潤肺、補血、清腸、利便等功效，可促進傷口癒合，對敗血病等有良好的輔助療效。此外，由於柚子含有生理活性物質皮苷，所以可降低血液的黏滯度，減少血栓的形成，故而對腦血管疾病，如腦血栓、中風等也有較好的預防作用。

　　鮮柚肉由於含有類似胰島素的成分，是糖尿病患者的理想食品。中醫也認為，柚子味甘酸、性寒，具有理氣化痰、潤肺清腸、補血健

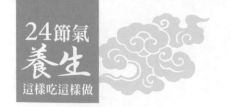

脾等功效，能治食少、口淡、消化不良等症，能幫助消化、除痰止渴、理氣散結。由於柚子含有豐富的鉀元素，所以是腦血管疾病患者、腎臟疾病患者的理想食療水果，柚子含有的維生素P能強化皮膚毛孔功能，加快受傷的皮膚組織恢復，且柚子所含的熱量極低，有減肥、美膚的功能，是女性秋季最適宜的水果。柚子中所含的大量維生素C以及天然果膠能降低人體血液中膽固醇含量，並有助鈣和鐵的吸收，能增強人體體質。

特別提醒，柚子雖好，但其性寒，所以氣虛及身體虛寒的人不宜多吃，且它有滑腸的作用，經常腹瀉的人也應少食。值得注意的是柚子不能與藥品同服，另外太苦的柚子也不宜食用。

買柚子時，可以「聞」和「叩」的方法。聞，即聞香氣，熟透了的柚子，味道芳香濃郁；叩，即按壓叩打果實外皮，看它是否下陷。下陷沒彈性的柚子品質較差。此外，挑柚子最好選上尖下寬的標準型，表皮必須薄而光潤，色澤呈淡綠或淡黃，看起來柔軟、多汁的樣子更好。剛採下來的柚子，味道不是最佳，最好在室內放置幾天。一般兩周以後，等柚子中的水分逐漸蒸發，味道就會變得越來越甜。

節令養生運動：慢跑

人體的生理活動要適應自然變化，體內的陰陽、氣血亦應隨之產生「收」的改變。秋季是由「盛長」轉向「閉藏」的收斂過程，故此時要特別注意動與靜的科學安排。不可經常大汗淋漓，使陽氣外泄，傷耗陰津，削弱肌體的抵抗力。慢跑節奏和緩，且運動量適中，是處暑時節理想的運動項目。

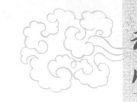

　　慢跑之前，先原地站立，或緩慢行走，放鬆形體，調勻呼吸，集中注意力。有了心理準備後，再邁開兩腿，緩慢小跑。

　　跑時頭正頸直，上身微向前傾，雙目平視，兩手自然握成空心拳，前臂彎曲90°。自然呼吸，呼吸宜均勻、深長。全身放鬆，保持樂觀心情，面帶微笑，意守丹田，排除一切雜念，只想跑步是強身堅志的有效手段。慢跑過程中，步子可邁得大一些，但每一步都要踏得穩。兩臂隨前後擺動，儘量用腳尖著地，以增強運動效果。但體弱者宜採用全腳落地，這樣有利於步子踏穩、踏實。

　　據研究表明，慢跑能增強血液循環，改善心臟功能，改善大腦供血功能，保證腦細胞的氧供應，防止腦動脈硬化。慢跑還能增加能量消耗，刺激新陳代謝。對老年人來說，慢跑能減少老年性肌肉萎縮及肥胖症，減緩心肺功能的衰老進程，還能降低膽固醇，預防癌症。

　　跑步時間的長短，由身體情況而定，以感全身微微出汗為佳，待身體耐力增加再延長時間。初練慢跑，距離宜短，以後逐漸加長。體弱多病者，可用慢跑→快步→慢跑的辦法，跑幾步，走幾步，隨體力的增強，再逐漸減少步行量，增加慢跑量。慢跑結束後，要做深呼吸，讓全身徹底放鬆，並繼續行走一段距離。

妙方巧治本季常見病：慢性咽炎

　　咽炎分為急性咽炎和慢性咽炎。慢性咽炎極易反復發作，其病因主要為急性咽炎反復發作、鼻腔鼻竇及鼻咽部炎性分泌物刺激、扁桃體慢性炎症直接蔓延、煙酒過度、有害氣體及辛辣食物等的刺激。秋季天氣乾燥，是慢性咽炎的高發季節，因此慢性咽炎患者秋季更應注

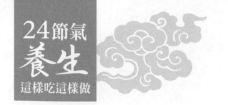

重保養。以下方法可緩解慢性咽炎，減輕患者痛苦。

 新鮮沙梨方

材料：新鮮沙梨、醋適量。

製法：沙梨洗淨，切碎，搗爛，加醋和勻後榨汁，慢慢飲服。

用法：每日兩次，連服3～5天。

主治：咽喉炎、失音等症。

 甘草橄欖方

材料：甘草橄欖6枚，膨大海3枚，綠茶、蜂蜜各適量。

製法：甘草橄欖、膨大海、綠茶同放入容器內，加入蜂蜜，開水
沖泡，代茶慢飲。

用法：每日兩次。

主治：慢性咽喉炎。

 蘿蔔生薑方

材料：蘿蔔200克，生薑50克。

製法：蘿蔔、生薑洗淨後一同切碎搗汁，每次服用1～2湯匙，溫
開水送服。

用法：每日三次。

主治：喉炎引起的聲音嘶啞。

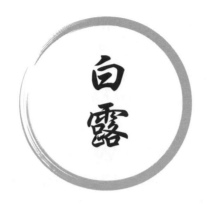

節令特點

白露時值西曆的9月8日或9日，處於黃經165°。此時農作物即將成熟，「秋老虎」也將逝去，氣候轉涼。一天當中，早、中、晚溫差變化較大。因氣溫降低較快，夜間溫度已達白露的條件，因此，露水凝結得較多、較重，呈現白露，故而得名。

白露分為三候：「一候鴻雁來；二候元鳥歸；三候群鳥養羞。」說此節氣正是鴻雁與燕子等候鳥南飛避寒，百鳥開始貯存乾果糧食以備過冬。可見白露實際上是天氣轉涼的象徵。

養生要領

白露節氣已是真正涼爽季節的開始。很多人在調養身體時一味地強調進補，而忽略了季節性的易發病。白露節氣中要避免呼吸道疾

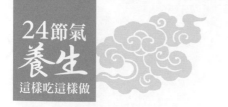
病發生,特別是過敏體質的人。現代醫學研究表明,高鈉鹽飲食能增加支氣管的反應性。在很多地區,哮喘的發病率與食鹽的銷售量成正比,這說明哮喘患者不宜吃得過鹹。

不同屬性的事物有其不同的「性」、「味」、「歸經」、「升降沉浮」及「補瀉」作用。不同的屬性,其作用不同,適應人群也不同。因此,每個人都要隨著節氣的變化而隨時調節飲食結構。凡是會因過敏引發支氣管哮喘的患者,平時應少吃或不吃魚蝦海腥、生冷炙燴、醃菜、辛辣酸鹹甘肥的食物,常見的有帶魚、螃蟹、蝦類、韭菜花、胡椒等,宜以清淡、易消化且富含維生素的食物為主。

節令衣著

俗語云:「處暑十八盆,白露勿露身。」這兩句話的意思是說,處暑仍熱,每天須用一盆水洗澡,過了十八天,到了白露,就不要赤膊裸體了,以免著涼。

秋裝要寬緊適度,長短大小適宜,穿在身上使人感到舒適。另外,秋季不宜露臂、露胸、露腿,外衣褲應用純絲或純棉織品或混仿品為面料,既可防秋涼,又能防燥熱,質地柔中有剛、軟中有硬,穿在身上爽身舒適。

秋季的內衣褲要求面料柔軟、清潤,如絲綢、不過漿水的軟胎棉布。男性內衣要緊中有鬆、狹中有寬,內褲要緊鬆適中;女性的內衣要上緊、中鬆、下緊,內褲宜緊。女性內衣袖子要緊,中鬆,手端宜緊,男性內衣袖子上下宜鬆些。

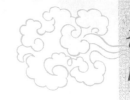

起居須知

　　白露時節是氣候轉涼的開始。此時夜間及早晚的氣溫低，正午時的天氣仍很熱，是秋天日夜溫差最大的時候。因此白露時節要注意保暖，尤其是早晚要多添些衣服。

　　白露節氣秋高氣爽，是出遊的大好時光。然而，常有不少遊客在旅遊期間出現類似感冒的症狀，發生鼻癢、連續打噴嚏、流清鼻涕，有時眼睛流淚、咽喉發癢，還有人耳朵發癢等，這些表現很容易讓人聯想到感冒，其實這不一定是感冒，而可能是「花粉熱」。

　　有諺語說：「過了白露節，夜寒日裡熱。」是說白露之後晝夜溫差很大。此時白天雖然溫和，但早晚氣候已轉涼，如果這時再赤膊露體，就容易受涼。輕則易患感冒，重則易染肺疾。因此夜間睡覺時要注意保暖，不要使四肢受寒邪侵犯。因秋氣主燥，燥易傷肺。如因著涼使免疫力下降，無力抵禦外邪，則會出現肺及呼吸道疾病，如發燒、咳嗽、支氣管炎、肺炎等。若風邪侵犯經絡筋骨，使筋絡阻痹，可出現四肢痹症。

　　應秋時所旺之氣而臥，以協調陰陽，順應自然。古代養生學家對於睡眠方位有一定的論述。《四時調攝論》言：「秋七月……生氣在午，坐臥宜向正南……仲秋之月……生氣在末，坐臥宜向西南方，吉……季秋之月，生氣在申，坐臥宜向西南。」秋季坐臥宜朝西南方，而秋季頭向西也是應秋氣旺於西方之理。

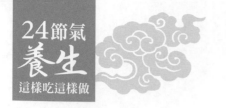

節令養生食譜

白露時節養生飲食方案如下。

阿膠糯米粥

> **材料：**阿膠30克，糯米100克，紅糖適量。
>
> **做法：**阿膠研碎；糯米加水煮粥，粥將熟時放入研碎的阿膠，邊
> 煮邊攪，再煮開後加入紅糖攪勻，即可。
>
> **適宜人群：**適用於眩暈、心悸、面色萎黃，陰虛火旺之心煩失眠、
> 咯血、吐血、衄血、肺燥咳嗽、尿血、便血、崩漏者。
>
> **禁忌：**阿膠性質黏膩，不易消化，脾胃虛弱、胃脘不適者少食。

糯米有溫中補脾胃之功，抵消阿膠性質黏膩不易消化的副作用，同時助阿膠以補養陰血虧損，還能加強阿膠補肺之功。阿膠味甘，性平，歸肺、肝、腎經。阿膠入肺經能潤燥，入肝經能補血，入腎經能滋陰，為療陰虛血虧之良藥。現代藥理研究表明，阿膠主要成分為膠原物質，水解後可得到多種氨基酸，另外還含有鈣、硫等。阿膠有加速血液中紅血球和血紅蛋白生長的作用，能抗創傷性休克，還能促進鈣的吸收，改善動物體內鈣的平衡，有助於血清鈣的存留。它還能防治進行性肌營養不良。本粥是秋季飲食養生佳品，能治虛勞咳嗽，還有很好的補血、止血之功，婦女最宜。

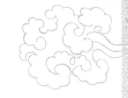

 珠玉二寶粥

材料： 生山藥50克，薏米50克，柿餅30克。

做法： 山藥研碎，柿餅切小塊。將薏米加水煮成粥，放入山藥、柿餅，再煮開後即可。

適宜人群： 適用於陰虛內熱，虛勞乾咳，納呆，肺、脾、腎不足引起的久瀉久痢、尿頻者及老年性糖尿病者。

　　此粥是清代名醫張錫純的粥方，是秋季調理慢性疾病的理想食品。薏米微寒能清熱，味甘淡能利濕，又可健脾，為清補之品，補而不膩。山藥益氣養血，補肺、脾、腎。上二味藥均為清補脾、肺之品，單用山藥過於黏膩，又易助濕；單用薏米又過於清利，只有二者合用，才可相輔相成，久服無弊。柿餅可潤肺生津、止咳化痰，是秋季常食之佳品。

白果雞丁

材料： 白果100克，無骨嫩雞肉250克，蛋清2個，高湯、白砂糖、紹酒、澱粉、味精、香油、食鹽、油、蔥各適量。

做法： 白果去殼，在油鍋內焗炒至六成熟，撈出剝去薄衣待用。雞肉切成1公分見方小丁，放在碗內加入蛋清、食鹽、澱粉攪拌均勻。炒鍋燒熱放油，待油燒至六成熟時，將雞丁下鍋用勺劃散，放入白果繼續翻炒，至熟後連油一同倒入漏勺內瀝油。鍋內倒入少量油，下蔥段焗炒，隨即烹入紹酒、高湯、食鹽、味精，把加工過的白果雞丁倒入鍋內翻炒，用濕澱粉勾薄芡，出鍋前淋入香油，攪拌均勻即成。

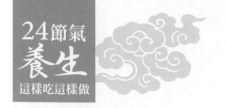

適宜人群：適用於慢性氣管炎、肺心病、肺氣腫及帶下者。有補氣養血，平喘止帶的作用。

滋補原則

　　秋季氣候開始轉涼，進入「陽消陰長」的過渡階段。順應秋季氣候特點，節令養生食譜應當以潤燥益氣為中心，以健脾、補肝、清肺為主。秋季萬物收斂，白露時節，燥氣當令。此季人們食欲大增，因為在夏季消耗的體力要靠此季節增加營養來補充，因此，秋季裡飲食宜用甘潤平和之品，即「平補」，既不宜多食辛辣、煎烤等燥熱食物，也應忌生冷、寒涼之品。

　　秋天是收穫的季節，果蔬豐盛，蘿蔔、梨、枇杷、芝麻、白果、銀耳、茭白、南瓜、蓮子、桂圓、黑芝麻、核桃等，俱是「平補」佳品。此外，還有許多食物，如山藥、扁豆等，既含豐富的澱粉、蛋白質、維生素，又具健補脾胃作用；燕窩、銀耳、百合之類，能養陰潤燥，又可益中補氣。秋季更應注意飲食中食物的多樣、營養的平衡，才能補充夏季因氣候炎熱、食欲下降而導致的營養不足，特別應多吃耐嚼、富纖維的食物。

節令養生須知：秋涼護胃六要素

　　入秋以後，隨著冷空氣不斷向南侵襲，氣候變化較大，晝夜溫差懸殊。人體受到冷空氣刺激後，血液中的化學成分組胺酸增多，胃酸分泌增加，胃腸會發生痙攣性收縮，使抵抗力和適應性隨之降低。另

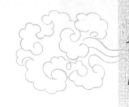

外，由於天氣轉涼，人們的食欲旺盛，使胃和十二指腸的負擔加重，因而容易導致胃病發生，尤其是原來患有胃病的患者在秋季很容易復發。因此，秋涼以後要預防胃病發作，需要注意以下六個方面。

1.飲食要規律、衛生：進餐未注意定時定量，或任意吃冷食、零食，使胃腸的工作量緊一陣、鬆一陣，這就容易造成胃腸病。飲食不衛生，腐敗的食物吃了容易中毒，因此，選擇食物要注意新鮮、清潔，進食有規律，是防止胃腸病的要項。

2.口味要清淡：要保持胃腸的沖和之氣，就得常吃些素食淡飯，適當佐一些肉類肥甘食品。胃病患者的飲食應以溫軟淡素為宜，做到少量多餐、定時定量，使胃中經常有食物中和胃酸，防止胃酸侵蝕胃黏膜和潰瘍面。進食時要細嚼慢嚥，不吃生冷，並戒除煙、酒，以防刺激胃黏膜，促使潰瘍惡化和復發。

3.情緒要樂觀：研究表明，胃及十二指腸潰瘍與人的心理、情緒息息相關。過度的憂愁、悲傷、恐懼、緊張、憤怒，都能導致胃腸病的發生。因此，預防和治療胃腸病，要經常心情愉快，保持樂觀，避免患得患失、焦慮、恐懼、緊張、憂傷等不良因素的刺激。

4.身體要鍛煉：要積極參加各項運動，這樣有利於改善胃腸道的血液循環，提高對氣候變化的適應能力；要科學安排生活，注意勞逸結合，保證充足睡眠，防止過度疲勞，減少發病的機會。

5.用藥要謹慎：臨床實踐證明，應禁服對胃黏膜有強烈刺激性的藥物，如因病需要服用這些藥物，應在飯後服用或同時加用保護胃的藥物。

6.衣被要保暖：隨氣候變化，要適時增減衣服，夜間睡覺時要蓋好被子，以防腹部著涼而導致胃病發作。

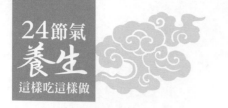
節令中藥養生：秋季清潤養肺的中藥滋養

　　秋季天氣轉燥，易傷肺、傷津液，常見口鼻乾燥、乾咳、少痰或痰液膠粘難咳，或痰中帶血及喘息胸痛等症。中藥因其治病求本、副作用少令人矚目，而秋季清潤益肺的中藥滋養法更受廣大患者的青睞。

雪梨川貝飲

組方及服用方法：
大雪梨一個，去皮挖心裝入川貝末0.5克、冰糖2克，同蒸熟後食用。
功效：治療慢性喉炎。

羅陳瘦肉湯

組方及服用方法：
羅漢果一個、陳皮6克、瘦豬肉100克。先將陳皮浸泡後去白，再與羅漢果、瘦豬肉同煮，熟後去羅漢果、陳皮，喝湯吃肉。
功效：適於肺燥咳嗽痰多、咽乾口燥等症。

杏仁大蒜湯

組方及服用方法：
甜杏仁12克、大蒜3克、枇杷葉9克、紫蘇葉9克。先把甜杏仁、大蒜搗爛如泥，再將紫蘇葉、枇杷葉放一碗半水煎成一碗後，沖入杏蒜泥中，攪勻，加蓋，稍等沉澱過濾即可服用，殘渣留下沖服3煎，每日一劑，早晚各半劑。
功效：治療風寒咳嗽效果顯著。

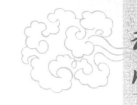

此外，百合潤肺止咳，清心安神；枸杞滋補肝腎，明目潤肺。熬粥加入適量，不僅能調味開胃，還能有清潤養肺的功效。

節令美食：茭白

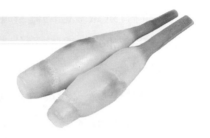

白露時分，茭白正是當令菜品。茭白，又名茭筍、菰筍，三千多年前的《周禮》中，就有了關於茭白的記載。據史料記載，西元五世紀以前，人們採食菰的種子，把它作為糧食。在五世紀到六世紀時，人們發現有的植株不能開花結實，但基部莖乾膨大，形成了肥大的肉質莖，採以為菜，便是茭白。

茭白具有一定的藥用價值。茭白性寒，味甘。在《食療本草》中記載茭白「利五臟邪氣，酒糟面赤、白癩、鬁瘍、目赤。熱毒風氣，卒心痛，可加鹽醋煮食之」。《本草拾遺》描述：茭白能去煩熱、止渴、除目黃、利大小便、止熱痢、消酒毒。《本草綱目》認為茭白具有解煩熱、調腸的功能。

茭白甘寒，性滑而利，既能利尿祛水，輔助治療四肢浮腫、小便不利等症，又能清暑解煩而止渴，具有祛熱、生津、止渴、利尿、除濕、通利的功效；主治暑濕腹痛、中焦痼熱、煩渴、二便不利及酒毒、乳少等症。秋季食用尤為適宜，可清熱通便，還能解除酒毒，治酒醉不醒。茭白含較多的碳水化合物、蛋白質、脂肪等，能補充人體的營養物質，具有健壯肌體的作用；能退黃疸，對於黃疸型肝炎有益。

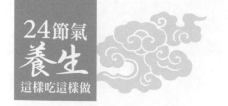
節令養生運動：晨醒健身操

　　秋天的清晨，天氣較涼。人初醒，肌體仍處於惺忪、疲軟的狀態，這時宜選做較輕的健身運動，有助於提高呼吸功能，鍛煉肌肉、關節，活血通絡、清志提神。

　　做這套操前，先閉目靜臥20～30秒。仰臥，伸臂舉腿，向左右兩側翻滾身體1～2分鐘。然後身體俯臥，臀部慢慢高起，屈起雙膝，雙前臂、肘撐在床上，呈「貓聳」狀，再伸直，配合呼吸（屈吸、伸呼），重複8～10次。鍛煉腰背肌伸展力和柔韌性，可提高脊椎和肩、髖關節靈活性。

　　雙前臂、肩乃至上身抬起，足、小腿乃至下肢向後抬起，腹部緊貼床上，呈「飛燕」狀，深吸氣。再放鬆，呼氣，重複8～10次。以鍛煉腹直肌、背肌、脊柱和呼吸功能。再俯撐在床上，胸、腹部向上拱起，腳趾踮著床面，用力蹬起，狀似「拱橋」，深吸氣。再伸直，呼氣，重複8～10次。以鍛煉骨間肌腱和拇收肌肌力，提高呼吸系統機能。

　　配合甩手、踢腿等動作，體右側臥，左上、下肢前伸、外展、後伸，重複8～10次，再左側臥，右側肢體重複左側肢體的動作。這樣可鍛煉肩、髖關節及肢體的活動力。平臥，雙足掌貼緊床面，摩擦收起雙腿、屈膝，再伸膝，抬腿的同時，抬起頭部，雙眼平視雙足，吸氣，放鬆，呼氣，重複8～10次，鍛煉背闊肌、脊柱、頸肌和腹肌。

　　最後，向左右慢慢轉動頸部，重複8～10次，以活動頸部肌肉、關節。

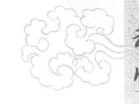

妙方巧治本季常見病：咽喉腫痛

　　秋季是寒熱交替的季節，經過了酷暑之後，人體會因長時間的暑氣耗氣傷津，肌體容易陰陽失調。同時，秋季氣候乾燥，加上體內水分不足，人體易患秋躁症，咽喉腫痛就是其中一種表現。以下妙方可助緩解咽喉腫痛。

鮮梨方

材料：鮮梨適量。

製法：鮮梨不去皮用米醋浸漬，搗爛，榨汁取液，慢慢咽服。

用法：每日早晚各一次。

主治：咽喉腫痛、吞咽困難。

新鮮薄荷方

材料：新鮮薄荷15克，大米60克，冰糖20克。

製法：先將薄荷煎湯，待其冷卻。再用大米加水煮粥，快熟時加入冰糖、薄荷湯，再煮一二沸即可。

用法：每日一次，連服3～5天。

主治：咽喉腫痛。

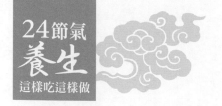

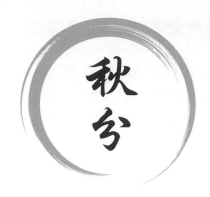

節令特點

秋分為陽曆9月22日、23日或24日,處於黃經180°。此時,太陽又直射赤道上,即在黃赤道相交點上,晝夜平分,故稱秋分。因北半球天氣轉涼,候鳥大雁、燕子、杜鵑等都開始成群結隊地從逐漸寒冷的北方飛往南方。

秋分是農作物成熟、收穫的節氣。秋分以後,日降水量也不是很大,暴雨和大雨的機會非常小,但降水的次數卻增多起來。

秋分三候為「一候雷始收聲;二候蟄蟲坏戶;三候水始涸。」古人認為雷聲是因為陽氣盛而發,秋分後陰氣開始旺盛,所以不再打雷了。「坏」字是細土的意思,就是說由於天氣變冷,蟄居的小蟲開始藏入穴中,並且用土將洞口封起來以防寒氣侵入。此時降雨量開始減少,由於天氣乾燥,水氣蒸發快,所以湖泊與河流中的水量變少,一些沼澤及水窪處便乾涸了。

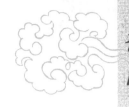

養生要領

秋季，自然界的陽氣由疏泄趨向收斂、閉藏，起居作息要相應調整。早臥以順應陰精的收藏，以養「收」氣；早起以順應陽氣的舒長，使肺氣得以舒展。中醫認為，人體的生理活動要適應自然界陰陽的變化。因為秋分節氣已經真正進入秋季，作為晝夜時間相等的節氣，人們在養生中也應本著陰陽平衡的規律，使肌體保持「陰平陽秘」。因此，秋季要特別重視保養內守之陰氣，陰陽所在不可出現偏頗。凡起居、飲食、精神、運動等方面調攝皆不能離開「養收」這一原則。

在精神調養上，要培養樂觀情緒，保持神志安寧，收斂神氣，避肅殺之氣，適應秋天平容之氣。金秋季節時，天高氣爽，是開展各種體育活動的好時機，如登山、慢跑等。可選擇登高觀景等方式來使自己心曠神怡，遠離不良心理因素。

在飲食調養上，中醫也是以陰陽平衡作為出發點，將飲食分為宜與忌。因秋屬肺金，酸味收斂補肺，辛味發散瀉肺，所以秋日宜收不宜散，要儘量少食蔥、薑等辛味之品，適當多食酸味甘潤的果蔬。同時秋燥津液易傷，引起咽、鼻、唇乾燥及乾咳、聲嘶、皮膚乾裂、大便燥結等燥症，宜多選用甘寒滋潤之品。

節令衣著

秋分後太陽直射的位置移至南半球，北半球得到的太陽輻射越來越少，而地面散失的熱量卻較多，氣溫降低的速度明顯加快。進入

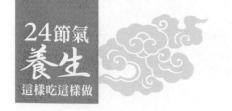

「秋分」節氣，此後冷空氣會逐漸活躍，「秋老虎」出現的機率也越來越小。農諺說：「一場秋雨一場寒」，「白露秋分夜，一夜冷一夜」。隨著秋分節氣的到來，氣溫降低的速度將明顯加快，應準備好換季的秋裝。特別是老年人，代謝功能下降，血液循環減慢，既怕冷，又怕熱，對天氣變化非常敏感，可適時加厚衣服。秋天早晚涼，千萬要注意別讓「背」和「心」涼著，必要時，可先穿上夾背心或毛背心。

起居須知

秋分以後，氣候漸涼，胃腸道對寒冷的刺激非常敏感，如果防護不當，不注意飲食和起居，就會引發胃腸道疾病而出現反酸、腹脹、腹瀉、腹痛等症。所以患有慢性胃炎的人，此時要特別注意胃部的保暖，適時增添衣服，夜晚睡覺蓋好被子。

中醫認為：側身屈膝而臥，可使精氣不散。長壽老人一般睡眠時都呈側臥，而以右側弓形臥位最多，正符合古人所言的「臥如弓」。正確的睡眠姿勢為一手曲肘放在枕前，一手自然放在大腿上，右側臥，微曲雙腿，全身放鬆。這樣脊柱自然形成弓形，四肢容易自由變動，且全身肌肉可得到充分放鬆，胸部受壓最小，不容易出鼾聲。

需要指出的是，秋季睡眠姿勢的選擇也須因人而異。有些疾病患者不宜採右側臥的方式，如心衰患者，則宜採用半臥位。腦血栓患者，側臥會加大血流障礙，易導致血栓再發，而宜仰臥。胃潰瘍患者，右側臥會大大增加胃部流向食管的酸性液體回流量，引起胃部灼痛，宜左側臥。高血壓患者，宜加枕平臥，枕頭一般高15公分左右。

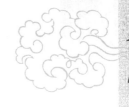
肺氣腫患者宜仰臥，頭部略高，雙手向上微伸，以保持呼吸通暢。

　　孫思邈曾說：「夜臥常習閉口。」目的也在於使精氣記憶體不散，因此，秋季睡眠儘量不要張口呼吸，以助秋季養收之道。

節令養生食譜

　　順應秋分時節氣候特點養生的飲食方案如下。

棗龍栗子羹

材料： 大棗20～30枚，龍眼肉30克，栗子肉100克，蜂蜜適量。

做法： 栗子肉研成粉末，將大棗與龍眼同熬，加入栗子粉，慢火熬成羹，加入蜂蜜，調勻即可。

適宜人群： 適用於脾胃氣虛之體倦乏力、食少便溏及血虛面黃肌瘦，或婦女臟燥、帶下及腎虛遺精、小便頻數者，猶適用於血小板減少、貧血、慢性肝炎、營養不良者。

禁忌： 大棗能助濕生熱，令人中滿，故濕熱脘腹脹滿者忌用。栗子一次不宜多食，多食易致食滯。消化不良、濕熱內蘊、風濕痛者忌食。

　　栗子味甘、鹹，性溫，歸脾、胃、腎經。可健脾補腎氣。大棗味甘，性溫，歸脾、胃經。二者同食，可健脾益氣、養血安神，尤適於心血虛、脾腎氣虛者。

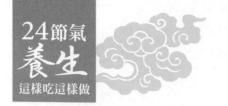
 柏子仁粥

材料：粳米100克，柏子仁15克，蜂蜜適量。

做法：柏子仁去皮，稍搗爛，然後與粳米同煮成粥，加入適量蜂蜜，調勻即可。

適宜人群：適用於心悸、虛煩失眠、陰虛盜汗、腸燥便秘者。

禁忌：腹瀉者忌用。

　　柏子仁又名側柏仁、柏子霜。柏子仁味甘而有油膩感，性平，入心經可養心血而安神、止汗；入大腸經可潤腸通便；入腎經可益陰斂汗。《神農本草經》說其「主驚悸，安五臟，益氣，除濕痹」。本粥加入蜂蜜，更增潤燥之功，最適合秋燥津液枯少、腸燥便秘又體虛者。

六神粥

材料：蓮肉、山藥各30克，芡實、茯苓各10克，薏米20克，糯米50克，白糖適量。

做法：將上述六味加水同煮成粥，加入適量白糖，調勻即可。

適宜人群：適於脾虛之納呆、食滯、四肢困重、慢性腹瀉、帶下、遺精、遺尿及各種虛損者。

　　山藥味甘，性平，歸肺、脾、腎經，功能益氣養血、補肺脾腎。蓮肉，不但可治療心、脾、腎虛引起的多種症候，還可補五臟及十二經脈氣血，為體弱之人常食之佳品。茯苓，利小便又可以行濕。薏米微寒能清熱，味甘淡能利濕，又可健脾，為清補之品，補而不膩。本

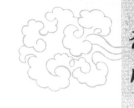
粥既可補益，又可化濕。

滋補原則

肺的主要生理功能為主氣、司呼吸、通調水道、參與水液代謝、皮毛彈性光澤等。肺臟在人體臟腑之中位置最高，被稱為華蓋。肺通過宣發和輸布水液，使水液下行到腎，後經脾、腎過濾送往全身。肺易被寒熱邪氣侵襲，出現鼻塞、流涕等，皮毛依賴肺所傳輸的營養來濡養，所以肺總是首先遭遇外邪。

中醫對肺的養護頗有研究，如宣肺、肅肺、清肺、瀉肺、溫肺、潤肺、補肺、斂肺八法等。肺喜潤惡燥，六邪中的燥邪最易灼傷肺津。另外，飲食不當、悲傷過多、痰飲淤血也都會影響肺臟功能的正常發揮。

中醫認為，苦燥之品易傷津耗氣。《金匱要略 禽獸魚蟲禁忌並治第二十四》中以五臟之病，五味和四時之間的生克制化關係，提出「肺病禁苦……秋不食肺」的觀點。《素問 五藏生成》中言：「多食苦，則皮槁而毛拔。」秋季燥邪當今，肺為嬌臟，與秋季燥氣相通，容易感受秋燥之邪。許多慢性呼吸系統疾病往往從秋季開始復發或逐漸加重。所以，秋令飲食養生應忌苦燥。

節令養生須知：秋分睡前八忌

俗話說：「春困秋乏」，秋季必須保證足夠的睡眠，人才能恢復體力，增強肌體免疫力。秋季氣候涼爽，睡眠的氣象條件有了很大改

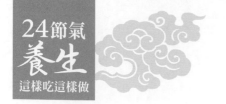
善，但如果不適當加以注意，睡眠品質也會受到影響。秋季睡眠應該注意以下幾個方面。

一忌睡前進食。因為睡覺前吃東西，會增加腸胃負擔，造成消化不良，還會影響入睡。睡前如果實在太餓，可以少量進食，休息一會兒再睡。

二忌飲茶。茶中的咖啡鹼能刺激中樞神經系統，引起興奮，睡前喝濃茶會讓人難以入睡，同時飲用過多的茶會使夜間尿頻，影響睡眠品質。

三忌睡前情緒激動。睡前情感起伏會引起氣血紊亂，導致失眠，還會對身體造成損害。所以睡前力戒憂愁焦慮或情緒激動，特別是不宜大動肝火。

四忌睡前過度娛樂。睡前如果進行過度娛樂活動，尤其是長時間緊張刺激的活動，會使人的神經持續興奮，使人難以入睡。

五忌睡時過多言談。臥躺時過多說話易傷肺氣，也會使人精神興奮，影響入睡。

六忌睡時掩面。睡時用被捂住面部會使人呼吸困難，身體會因之而缺氧，對身體健康極為不利。

七忌睡時張口。睡覺閉口是保養元氣的最好方法，如果張大嘴巴呼吸，吸入的冷空氣和灰塵會傷及肺臟，胃也會因之著涼。

八忌睡時吹風。人體在睡眠狀態下對環境變化適應能力降低，易受風邪侵襲。因此睡覺時要注意保暖，切不可讓風直吹。

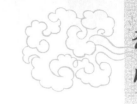
節令中藥養生：秋季乾燥，中藥調理

中醫有「燥主秋令」的說法，進入深秋季節後，很多人出現了「秋燥」症狀，表現為不同程度的皮膚乾燥、咽乾唇燥、鼻子出血、乾咳少痰、心煩、便秘等。輕者吃點梨、蜂蜜、芝麻等潤肺生津、養陰潤燥的食物即可緩解，若上述症狀較重，則需中藥調理。常用解除秋燥的藥物有百合、玉竹等。

百合：秋燥合併失眠、多夢

中醫認為百合味甘，微寒，能潤肺止咳、清心安神。百合煮粥是最常用的「抗燥」方法：取百合30克，洗淨切碎，糯米50克，加水400毫升，同煮至米爛湯稠，加冰糖適量，早晚溫熱服食。此粥不僅具有潤肺止咳的作用，還可寧心安神，適合秋燥所致的皮膚乾燥、乾咳、便秘者食用，失眠、多夢者尤為適宜。對於舌質紅、心煩、鼻子出血者，煮粥時可加蓮子30克。

石斛：秋燥且視力不佳

石斛味甘，微寒，具有養胃生津、滋陰除熱的功效，對秋燥傷津所致的口乾口渴、咽乾唇燥有較好的防治作用；另外，石斛具有明目作用，可治療視力減退。因此，近視、遠視、輕度白內障患者，若出現秋燥時可取石斛與菊花同煎代茶飲。因石斛中的有效成分只有久煎才能發揮作用，因此在煎的過程中應先煎石斛30分鐘，再放入菊花煎5～10分鐘。石斛常用量為6～12克，大劑量可抑制心臟和呼吸、降低血壓，因此切勿擅自加劑量。因本品有斂邪的作用，所以感冒初起者忌服。

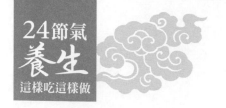

玉竹：糖尿病合併秋燥

玉竹又名葳蕤，味甘微寒，具有滋陰潤肺、養胃生津的作用。對秋燥所致的肺陰受損、肺燥咳嗽、乾咳少痰及胃熱津傷、咽乾、口渴等症，均有較好的防治作用，且本品具有補而不膩、養陰而不斂邪的優點，因此，秋燥患者合併感冒時可以用玉竹。現代藥理研究表明，玉竹還可通過提高胰島素的敏感性起到輔助降低血糖的作用，特別適合糖尿病合併秋燥者食用。常用量為10～15克，水煎代茶飲，也可與大米一起煮粥食用。

二冬：秋燥且便秘

二冬即天門冬和麥門冬的簡稱。在抗燥藥膳中，常並肩作戰，對付口乾口渴、咽乾鼻燥、便秘等，通便潤腸的效果顯著，脾胃虛弱腹瀉者不宜服用。

可取等比例的天門冬、麥門冬，放入砂鍋中，加水適量浸泡30～60分鐘後，再加熱煎煮，每20分鐘取煎液一次，加溫水再煎，共取煎液3次，合併煎液，並以小火將煎液加熱、煎熬、濃縮，至黏稠如膏時，加蜂蜜1杯，至沸停火，冷卻後裝瓶密封，置於冰箱冷藏室內保存。每日早晚各取1湯匙，以沸水沖化飲服。

此外，沙參、黃精也是「抗燥」中藥中的重要成員，對秋燥所致的乾咳、少痰、聲音嘶啞、咽乾口燥等均有較好的防治作用，可在醫生的指導下辨證服用。需要說明的是，上述藥物均為滋陰潤燥之品，易助濕邪，凡脾虛有濕、陰寒內盛、咳嗽痰多或咳痰清稀者均不宜服用。

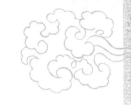

節令美食：月餅

我國自古就有中秋節賞月的習俗。《禮記》中記載「秋暮夕月」，即祭拜月神。到了周代，每逢中秋夜都要舉行迎寒和祭月，設大香案，擺上月餅、西瓜、蘋果、李子、葡萄等時令水果，其中月餅和西瓜是絕對不能少的。

月餅是圓形的，象徵著團圓。中秋節吃月餅相傳始於元代，當時，中原廣大人民不堪忍受元朝的殘酷統治，紛紛起義抗元。朱元璋聯合各路反抗力量準備起義，但朝庭官兵搜查得十分嚴密，傳遞消息十分困難。軍師劉伯溫便想出一計，命令屬下把藏有「八月十五夜起義」的紙條藏入餅子裡面，再派人分頭傳送到各地起義軍中，通知他們在八月十五日晚上起義回應。到了起義那天，各路義軍一齊回應，起義軍如星火燎原。起義成功後，中秋吃月餅這一習俗就流傳下來了。

節令養生運動：登山

登山是最適合秋天的健身運動了，且自古以來登山就是重陽節的主要活動之一，最初的登山運動可能與上古時「射禮」有關，這是當時人們為了安排好冬季生活，秋收之後還要上山採些野生食物或藥材，或狩獵。

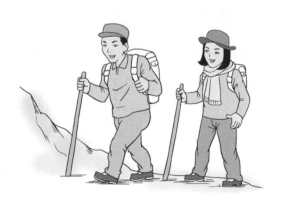

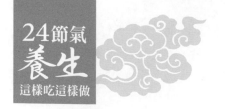
　　登山有益於身心健康，可增強體質，提高肌肉的耐受力和神經系統的靈敏性。在登山的過程中，人體的心跳和血液循環加快，肺通氣量、肺活量明顯增加，內臟器官和身體其他部位的功能會得到很好的鍛煉。此外，山林地帶空氣清新，大氣中的浮塵與污染物比平地少，且負離子含量高，置身於這樣的環境中顯然是有利於健康的。登山還可培養人的意志，陶冶情操。登上高峰，極目遠望，把壯麗的山河盡收眼底時，也讓人心情十分愉悅舒暢。

妙方巧治本季常見病：肺結核

　　肺結核是結核桿菌侵入肺部並引起肺部病變的呼吸道疾病，常因體質虛弱或精氣耗損過甚，癆蟲趁機侵襲肺部所引發，其病理主要為陰虛火旺。在秋季容易感染的疾病中，肺結核是排在首位的。秋季戶外活動多，容易在不知情的情況下與傳染性結核患者有近距離接觸而引起感染。以下妙方對肺結核病情有益，可緩解患者的痛苦。

柿餅方

材料：柿餅6個，茶葉5克，冰糖15克。

製法：將柿餅切碎，與冰糖同入燉鍋，加水燉爛；將茶葉以沸水沖泡五分鐘後取汁，兌入柿餅湯內，即成。

用法：每日一劑，不拘時飲用。

主治：肺結核痰中帶血、痰多等症。

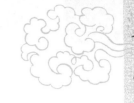

大蒜粳米方

材料：紫皮蒜去皮30克，粳米30克，白芨粉3克。

製法：將大蒜放入沸水中煮15分鐘撈出，將粳米放入煮蒜水中煮成稀粥，再將蒜放入粥中；另將白芨粉入粥，拌勻即可。

用法：食用，一般15天。

主治：肺結核、咳嗽、痢疾、泄瀉。

梨方

材料：梨1個，菠菜根、百合各30克，百部12克。

製法：梨洗淨切塊，菠菜根洗淨切段，與百合、百部一同入鍋，加水煮沸，文火燉40分鐘，即成。

用法：每日1～2次。

主治：肺結核乾咳。

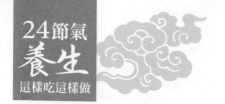
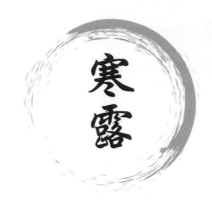

寒露

節令特點

每年10月8日或9日，太陽到達黃經195°時為寒露。寒露節氣氣溫更低，空氣已結露水，漸有寒意。《月令七十二候集解》說：「九月節，露氣寒冷，將凝結也。」寒露的意思是氣溫比白露時更低，地面的露水更冷，快要凝結成霜了。

寒露三候為「一候鴻雁來賓；二候雀入大水為蛤；三候菊始黃華。」此節氣中鴻雁排成一字或人字形的佇列大舉南遷；二候中的「大水」指的是大海，古時傳說海邊的蛤貝類，是由三種雀鳥潛入水中變成的，深秋天寒，雀鳥都不見了，古人看到海邊突然出現很多蛤蜊，並且貝殼的條紋及顏色與雀鳥很相似，所以便以為是雀鳥變成的；第三候的「菊始黃華」是說在此時菊花已普遍開放，古人認為秋季是土德當令，土為黃色，所以此節令中的花為黃色的菊花。

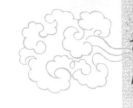

養生要領

「金秋之時，燥氣當令。」自古秋為金秋也，肺在五行中屬金，故肺氣與金秋之氣相應。此時燥邪之氣易侵犯人體而耗傷肺之陰精，如果調養不當，人體會出現咽乾、鼻燥、皮膚乾燥等一系列的秋燥症狀，所以暮秋時節的飲食調養應以滋陰潤燥（肺）為宜。

古人云：「秋之燥，宜食麻以潤燥。」此時，應多食用芝麻、糯米、粳米、蜂蜜、乳製品等柔潤食物，同時增加雞、鴨、牛肉、豬肝、魚、蝦、大棗、山藥等以增強體質；少食辛辣如辣椒、生薑、蔥、蒜類，因過食辛辣易傷人體陰精。

由於氣候漸冷，日照減少，風起葉落，時常會勾起淒涼之感，使人情緒不穩，易於傷感。因此，保持良好的心態，宣洩積鬱之情，因勢利導，培養樂觀豁達之心是本季養生保健不可忽略的一點。

除此之外，寒露之時已是深秋，隨著白晝漸短，人們的起居時間也應相應調整。每到氣候變冷，患腦血栓的患者就會增加，分析原因，和天氣變冷、人們睡眠時間增多有關。因為人在睡眠時，血流速度減慢，易於形成血栓。《素問 四氣調神大論》明確指出：「秋三月，早臥早起，與雞俱興。」早臥順應陰精的收藏，早起順應陽氣的舒達。為避免血栓的形成，應該順應節氣，分時調養，確保健康。

節令衣著

寒露是深秋的節令，是24節氣中最早出現「寒」字的節氣。如果說白露是炎熱向涼爽的過渡，寒露則是涼爽向寒冷的轉折。寒露

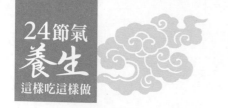
過後，晝夜溫差變化增大，人們要注意添加衣服，特別要注意腳部保暖，同時要加強體育鍛煉，做好防寒準備，預防感冒。換季著裝過渡要自然，別換得太快，最好厚薄搭配，隨氣溫變動增減。

隨著漸入深秋，氣溫將進一步降低，晝夜溫差加大，到戶外遊玩要注意添加衣物。相比年輕人穿衣的隨意，上了年紀的人應該披上外套，畢竟到寒露的節氣，早晚溫差比較大，所以還是多穿暖一點好。

起居須知

研究認為，在氣溫下降和空氣乾燥時，感冒病毒的致病力增強。當環境氣溫低於15℃時，上呼吸道抗病力則下降，因此，著涼是傷風感冒的重要誘因。寒露以後，隨著氣溫不斷下降，人易患感冒，為了及時預防感冒，要適時更衣，加強鍛煉，增強體質。此時，哮喘會越來越重、慢性扁桃腺炎患者易咽痛，有痔瘡的人病情也可能加重。

據統計，老年慢性支氣管炎患者感冒後90％以上會導致急性發作，因此，要採取綜合措施，積極預防感冒，還要科學調理飲食，配合以藥物防治，改善居室環境，避免煙塵污染，保持室內空氣流通、新鮮。

此節氣由於氣候漸冷，日照減少，風起葉落，時常在一些人心中引起淒涼之感，出現情緒不穩，易於傷感的憂鬱心情。因此，保持良好的心態，因勢利導，宣洩積鬱之情，培養樂觀豁達之心，也是養生保健不可缺少的內容之一。如經常登高遠眺，可使人心曠神怡，這既是養生中的養收之法，也是調節精神的一種好辦法。

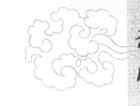

 節令養生食譜

寒露時節氣候由涼轉寒，養生的飲食方案如下。

雞汁粥

材料：母雞1隻，粳米100克。

做法：先將母雞剖洗乾淨，切塊，入水煮開後，改用文火再煮10～15分鐘，然後關火待用。將粳米放入另一鍋內，水煮，加入適量雞汁同煮成粥。

適宜人群：年老體弱、病後氣血虧損等一切體質衰弱者均可食用，尤其適用於氣血虧虛、五臟虛損之納少、四肢乏力、身體羸瘦、產後乳少、虛弱頭暈、小便頻數、耳鳴、精少精冷等。有補益氣血、滋養五臟、補腎填精的作用。

禁忌：因雞肉補而性溫，雞汁也偏溫，故外感發熱、咽喉腫痛、熱毒未清者忌食，以免加重病情。

雞汁營養成分不亞於雞肉本身，且比雞肉易消化吸收。

羊骨粥

材料：粳米100克，新鮮羊骨1000克，鹽、生薑、蔥等調味品適量。

做法：新鮮羊骨洗淨砍碎，加水煎成羊骨湯，取湯，加粳米煮成粥，適量調味即可。

適宜人群：適用於虛勞羸瘦、腎虛腰痛、腰膝酸軟、脾胃虛弱、久瀉久痢及貧血、血小板減少性紫癜者。羊骨可補腎、補

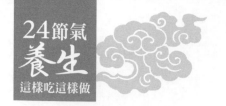

> 血，尤適於年老骨質疏鬆者。
> **禁忌**：大便乾結或濕盛中滿者及有實證之人慎食用。

羊骨味甘，性溫，歸腎經，其主要成分為磷酸鈣、碳酸鈣、磷脂、骨膠原、氟、鐵、鈉、鉀等。

川貝燉雪梨

材料：雪梨5個，川貝10克，冰糖適量。

做法：將雪梨去皮去核後，與川貝同放入碗內，加入適量冰糖，隔水燉1小時左右即可。

適宜人群：適用於痰熱鬱肺之咳痰黃稠，久咳者。

川貝燉雪梨是歷來為大眾所公認的清潤滋補佳品，可常食，秋季最宜。川貝味甘、苦，性微寒，歸心、肺經，其質苦寒，能清熱，其質潤，入肺經可潤肺化痰。雪梨也為清熱滋潤之品。

滋補原則

《素問 至真要大論》中說「甘先入脾」。在五行中脾胃屬土，土生金，肺腸屬金。甘味養脾，脾旺則金（肺）氣足。古人有云：「厚味傷人無所知，能甘淡薄是吾師，三千功行從此始，淡食多補信有之。」甘味食物有生津功效，而鹹味飲食則易使人出現口渴之象，可見素、淡結合的飲食對健康是有益處的。

秋季氣候乾燥，應適當多進食些如蜂蜜、芝麻、杏仁等性滋潤味

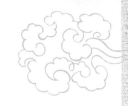

甘淡的食品，既補脾胃，又能養肺潤腸，可防治秋燥帶來肺及胃腸津液不足的乾咳、咽乾口燥、腸燥便秘等身體不適症候，或肌膚失去潤澤、毛髮枯槁的徵象。因此，秋季飲食應以甘淡滋潤為宜，可多吃具有潤肺潤燥的新鮮瓜果蔬菜，如梨、柿、柑橘、荸薺、香蕉等水果；蔬菜則可多食胡蘿蔔、冬瓜、藕、銀耳、豆類及豆製品，還可多食用菌類、海帶、紫菜等。瓜果蔬菜中含有的豐富水分、維生素、纖維等，對預防寒露時節容易出現的口鼻目乾、皮膚粗糙、大便秘結等現象很有好處。

節令養生須知：寒露要防燥

　　秋天，尤其是寒露前後開始，空氣中的水分逐漸減少，空氣趨於乾燥，人體同樣缺少水分，但光喝白開水，並不能完全抵禦秋燥帶來的負面效應。我國古代就有對付秋燥的飲食良方：「朝朝鹽水，晚晚蜜湯。」換言之，喝白開水，水易流失，若在白開水中加入少許食鹽，就不那麼容易流失了。白天喝點鹽水，晚上則喝蜜水，這既是補充人體水分的好方法，又是秋季養生、抗拒衰老的飲食良方，同時還可防止因秋燥而引起的便秘，真是一舉三得。

　　蜂蜜是大自然贈給人類的禮物，它所含的營養成分特別豐富，主要是葡萄糖和果糖，兩者的含量達70％，此外，還含有蛋白質、氨基酸、維生素A、維生素C、維生素D等。蜂蜜具有強健體魄、提高智力、增加血紅蛋白、改善心肌等作用，久服可延年益壽。現代醫學證明，蜂蜜對神經衰弱、高血壓、冠狀動脈硬化、肺病等均有療效。在秋天經常服用蜂蜜，不僅有利於這些疾病的康復，還可以防止秋燥對

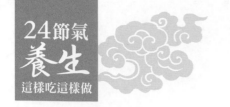
人體的傷害，起到潤肺、養肺的作用，從而使人健康長壽。

秋燥時節還要注意不吃或少吃辛辣燒烤食品，如辣椒、花椒、桂皮、生薑、蔥及酒等，特別是生薑。這些食品屬於熱性，又在烹飪中失去不少水分，食後容易上火。當然，將少量的蔥、薑、辣椒作為調味品，問題並不大，但不要常吃、多吃。比如生薑，它含揮發油，可加速血液循環，同時含有薑辣素，具有刺激胃液分泌、興奮腸道、促進消化的功能。生薑還含有薑酚，可減少膽結石的發生。在古代醫書中也有這樣的「警示」：「一年之內，秋不食薑；一日之內，夜不食薑。」看來，秋天不食或少食生薑及其他辛辣食物，早已引起古人的重視。

節令中藥養生：寒露進補用藥要科學

寒露這個節氣，正是「已涼天氣未寒時」，人們趁此不熱不冷的時候，適宜進補，健身過冬。但在進補之前要清楚，其實人參、燕窩等高檔的滋補品並非適合所有人，這類補品最好在醫生的指導下服用。

秋季宜多吃滋陰潤燥的食物，如百合、蓮子、山藥、銀耳、芝麻、豆漿、蜂蜜等，常吃能防止秋燥傷身。此外，乳製品、豆類及新鮮蔬菜、水果均宜多吃，這些食物含有豐富的碳水化合物、蛋白質及多種維生素，是很好的進補品。由於夏季吃涼冷食品較多，初秋時人的脾胃尚未完全恢復，因此不宜食用過於油膩的食物。秋天氣溫乾燥，飲食還要少吃蔥、薑、蒜、椒等辛辣食品。

對於老年人和體質虛弱的人來說，如果確有陰陽、氣血方面的不

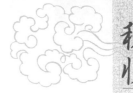

足，這時食物調理的效果甚微，可根據自身的情況選擇一些中藥來進補。

氣虛：主要為神疲乏力、氣短、倦怠等乏力症候，也就是指全身精神不佳，體力不濟。代表補品為人參，包括西洋參、白參（生曬參）、野山參、紅參等。

血虛：相似於現代醫學的貧血症，指經常出現頭暈、眼花、面色萎黃、失眠、多夢、月經過少等症狀。代表補品為阿膠、當歸等。

陽虛：一般有面色發白、怕冷、四肢發涼、夜尿頻繁、喜歡熱飲或熱的食物等症狀。代表補品為鹿茸、肉桂、附子等，醫聖張仲景的名方桂附地黃丸是溫補腎陽的代表方，又叫做金匱腎氣丸。

陰虛：主要表現為五心煩熱、顴紅面赤、口乾舌燥、潮熱盜汗、性情煩躁等。代表補品有銀耳、熟地黃等，中醫常用的滋補肝腎陰虛的地黃丸系列方劑可以根據各種症狀的不同有選擇地使用。

節令美食：螃蟹

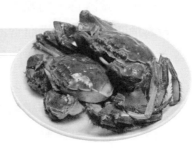

「秋風響，蟹腳癢。」從寒露到立冬，是太湖蟹大量上市的季節。古人詩曰：「九月團臍十月尖，持螯飲酒菊花天。」蟹又稱「無腸公子」。蟹的吃法多種多樣，有清蒸，有醉製，也有將蟹肉蟹黃拆下作主料或配料的。蟹肉質細嫩，味道鮮美，為上等名貴水產。螃蟹的營養也十分豐富，蛋白質的含量比豬肉、魚肉都要高出幾倍，鈣、磷、鐵和維生素A的含量也較高。

蟹不僅味美，還是一味治病的良藥。性味鹹寒，有瀉諸熱、散

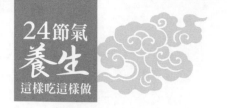
血結、續傷絕的功用。臨床上也認可蟹的藥用價值。中醫認為，河蟹性寒，味鹹，具有清熱散結、通脈滋陰、補益肝腎、生精益髓、和胃消食、散熱通絡、強壯筋骨等功效。可用於跌打損傷、產後腹痛、黃疸、眩暈、健忘、瘧疾、漆瘡、燙火傷、風濕性關節炎、腰酸腿軟、喉風腫痛等症。但脾胃虛寒者、過敏體質者，以及慢性腸炎、疥癬等皮膚病患者，均宜少食或不食。

節令養生運動：冷水浴

所謂冷水浴就是用5℃～20℃之間的冷水洗澡，是中醫提倡的一種健身運動方法。

洗冷水浴對人體大有益處。首先，冷水浴可增強人體對疾病的抵抗力。當受到冷水刺激後，皮膚血管很快收縮，將大量血液驅入深部組織和內臟器官，內臟血管也隨之擴張，稍停一會兒皮膚血管再擴張，大量血液又從內臟血管流向體表。這樣一張一縮，反復循環，提高了血管的承受能力，使血管彈性增強，有助於預防血管硬化，減少心腦血管疾病發生，所以有人把冷水浴稱為「血管體操」。

其次，它可加強神經系統的興奮性，因為肌膚遇到冷水時，寒冷的刺激使大腦立刻調動全身各系統、各器官加強活動，對冷的侵襲進行抵抗，全身組織和系統也因此得到鍛煉。所以，洗浴後一般會覺得精神煥發，頭腦特別清醒。冷水浴還有助於消化功能的增強，使人食欲旺盛，對慢性胃炎、胃下垂、便秘等病症有一定的輔助治療作用。

秋天，氣溫逐漸降低，人體對寒冷和冷水也可逐漸適應，以至於到了數九寒天，冷水浴也不感覺太冷。初練冷水浴的開始時間以秋季

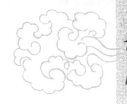

為最好，這不僅因為秋高氣爽，水質清純，更因為冷水浴必須採取循序漸進的方法。冷水浴的循序漸進包括洗浴部位由局部到全身，水溫由高漸低，及洗浴時間的由短漸長。冷水浴健身，貴在持之以恆，只有一年四季都堅持冷水浴，才能收到最佳健身效果。

在冷水鍛煉的初期階段，水由微溫逐漸降低，由25℃～35℃降至15℃～25℃，再降至自來水水溫。與水接觸的體位則由敏感度較高的臉部和腳部開始。冷水洗浴後，多次用濕毛巾從上肢開始，輕輕順沿肩、背、胸、腹和腿部擦洗。習慣冷水擦浴後，可開始冷水淋浴，浴前需做暖身活動，不要帶著寒意接受冷水淋浴。可用噴水器給全身噴少量水，先四肢，再軀幹，水溫可自調，以可容忍的冷度為宜，以後再逐漸降低至自來水水溫，噴水量也宜逐漸增多。上面的步驟都結束之後，開始浸泡，這是冷水鍛煉的最高境界。水溫應隨氣溫和個體差異而定，初期可用溫水，以後逐漸遞減水溫。全身浸入冷水時，兩手做周身擦摩以促進皮下血管擴張和靜脈回流，加速血液循環。

妙方巧治本季常見病：慢性支氣管炎

寒露標誌著天氣將由涼轉冷，這時，許多慢性支氣管炎患者病情開始復發或加重了。慢性支氣管炎多由急性支氣管炎未能及時治療轉變而成，臨床以咳嗽、咯痰、喘息為主要症狀。以下方法對慢性支氣管炎病情有益。

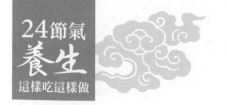

 四仁方

材料：白果仁、甜杏仁各100克，核桃仁、花生仁各200克。

製法：以上四仁共搗碎研末，貯於瓶中，每日清晨取20克，加水250毫升，煮開後打入1個雞蛋，燉熟，加冰糖適量調服。

用法：連服半年。

主治：慢性支氣管炎。

 枇杷百合鮮藕方

材料：鮮枇杷肉、鮮百合、鮮藕各50克，白糖20克。

製法：將鮮枇杷去皮洗淨取肉，鮮百合洗淨去雜質切成末，鮮藕洗淨去皮切成碎末，同入鍋加水600毫升，文火燉20分鐘，鮮藕熟爛成粥狀，加入白糖調勻即可。

用法：食用。

主治：慢性支氣管炎、肺結核陰虛症狀、痤瘡、咽乾。

 柑薑冰糖方

材料：柑橘300克，薑片15克，冰糖30克。

製法：將柑橘洗淨，切成4瓣，薑切片，先將鍋燒熱，入400毫升水，水沸入薑片，煎煮15分鐘，再入冰糖、柑橘，再煎5分鐘，即成。

用法：食柑橘飲湯，一日一劑。

主治：氣管炎、咳嗽。

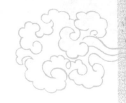
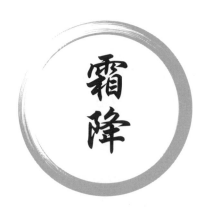

節令特點

太陽到達黃經210°時為霜降，時值西曆10月23日或24日，此時氣候已漸寒冷，夜晚下霜，晨起陰冷，開始有白霜出現。一天中溫差變化很大，常有冷空氣侵襲，而使氣溫驟降。

露凝結為霜而下降，所以稱之為霜降。霜降是秋季的最後一個節氣，是秋季到冬季過度的開始。霜是近地面空氣中的水汽在地面或植物上直接凝華而成的冰晶，色白且結構疏鬆。霜遍佈在草木土石上，俗稱打霜。經過霜覆蓋的蔬菜，吃起來味道特別鮮美。

霜降三候為「一候豺乃祭獸；二候草木黃落；三候蜇蟲鹹俯。」這是說此節氣中豺狼將捕獲的獵物先陳列後再食用，大地上的樹葉枯黃掉落，蜇蟲也在洞中不動不食，垂下頭來進入冬眠狀態中。

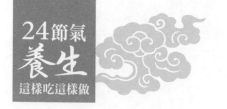

養生要領

　　五行學認為，世界上的一切物質都由木、火、土、金、水這五種基本物質之間的運動變化而生成。在這五種物質之間存在著相生相剋的「生克制化」關係，由此維持著自然界的生態平衡和人體生理的協調平衡。

　　動態平衡從中醫養生學的角度看，不外乎有兩點：其一，指肌體自身各部分正常生理功能的平衡；其二，指肌體功能與自然界物質交換過程中的相對平衡。而協調平衡是中醫養生學的重要理論之一。

　　霜降之時已經進入深秋之季，在五行中屬金，五時中（春、夏、長夏、秋、冬）為秋，在人體五臟中（肝、心、脾、肺、腎）屬肺。根據中醫養生學的觀點，在四季五補（春要升補、夏要清補、長夏要淡補、秋要平補、冬要溫補）的相互關係上，應以平補為原則，在飲食進補中當以食物的性味、歸經加以區別。秋季是易犯咳嗽的季節，也是慢性支氣管炎容易復發或加重的時期。秋季適宜的水果膳食有梨、蘋果、橄欖、白果、洋蔥、芥菜、白果蘿蔔粥等，有生津潤燥、清熱化痰、固腎補肺、止咳平喘的功效。

節令衣著

　　如今全球氣候轉暖，許多地區都出現了「暖秋」，加上城市人口密集，廢氣多，導致城市氣溫普遍偏高。許多人都認為不能再按照節氣來安排自己的衣食起居。隨著近年來氣溫變化反常等因素，越來越多的人容易被各種流行性疾病擊倒。究其原因，雖然節令當時的氣溫

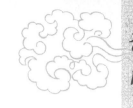
等跟從前不一致，但變熱或者變冷的大體趨勢是一致的，因此按照節令添減衣服還是有必要的。霜降時自然界陰氣漸盛，陽氣漸衰，早晚涼氣比較重，出行時在現有衣物基礎上加一件外套還是比較合理的。

由於秋季出汗較少，一些人對貼身衣服的換洗就不太勤了。其實，秋天時皮膚易乾燥、脫屑，更應定期換洗。手足保養上，要保持雙腳乾爽。老年人不要穿高跟的硬底鞋，鞋要寬鬆些，不能緊窄。選擇透氣護膚性能好的襪子，這樣的襪子有保護皮膚、防秋燥作用，忌穿化纖襪子。

起居須知

霜降是秋天的最後一個節氣，要特別注意起居中的保養，保持情緒穩定，避免情緒消極低落；注意勞逸結合，避免過度勞累；適當進行運動，改善胃腸血液供應；注意防寒保暖，特別應注意腹部保暖。按中醫理論，此時節脾臟功能處於旺盛時期。由於脾胃功能過於旺盛，易導致胃病發生，所以此節氣是慢性胃炎和胃、十二指腸潰瘍病發作的高峰期。

由於寒冷的刺激，人體的植物神經功能發生紊亂，胃腸蠕動的正常規律被擾亂。人體新陳代謝增強，耗熱量增多，胃液及各種消化液分泌增多。食欲改善，食量增加，必然會加重胃腸功能負擔，影響已有潰瘍的修復。深秋及冬天外出，氣溫較低，且難免吸入一些冷空氣，易引起胃腸黏膜血管收縮，致使胃腸黏膜缺血缺氧，營養供應減少，破壞了胃腸黏膜的防禦屏障，對潰瘍的修復不利，還可導致新潰瘍的出現。所以越近寒冷季節就應當越小心謹慎，尤其是腸胃不好的

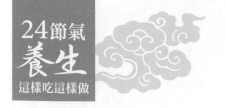
人更應該注意保養。

　　秋季應避免因氣候涼爽而賴床貪睡。早晨臥室中積蓄著一夜人體排出的廢氣，空氣混濁，影響呼吸道的抗病能力；又加上空氣中大量細菌、病毒、二氧化碳和塵粒，會使秋季賴床貪睡的人更易發生感冒、咳嗽、咽炎、便秘等。且賴床貪睡又使晝夜有規律分泌的身體激素分泌失常，興奮中樞受到抑制，更會加重秋季心情抑鬱的症候。而睡眠時間過長，降低了心肌及全身肌肉收縮力，破壞心臟活動和休息的規律，時間久了使心臟收縮乏力，全身肌張力降低，導致身體衰弱、無力，腸道蠕動減慢，肌體抵抗力下降，長期下來人的體質變差，就容易生病。

節令養生食譜

　　霜降時節氣候漸寒冷，一天中溫差變化很大，此時養生的飲食方案如下。

雙耳湯

材料：白木耳、黑木耳各10克，冰糖30克。

做法：將白木耳、黑木耳用溫水發泡，除去雜質，洗淨，放入碗內，加冰糖、水適量，置蒸籠中，蒸1小時，待木耳熟透即成。

適宜人群：適用於腎陰虛、血管硬化、高血壓、肺陰虛咳嗽、喘息者。

　　此湯有滋陰潤肺、補腎健腦的功效。

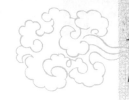

菊花肉絲

材料：豬瘦肉300克，菊花50克，生薑10克，蔥30克，精鹽3克，白糖2克，料酒20克，胡椒粉2克，雞蛋2個，雞湯80毫升，濕豆粉30克，化豬油100克。

做法：生薑、蔥洗淨，切成絲；雞蛋去黃留清；菊花瓣用清水洗淨；豬肉洗淨後去筋膜，切成10公分長的絲，肉絲用蛋清、濕豆粉（用一半）、食鹽、料酒漿好；用雞湯、濕豆粉、味精、胡椒粉、白糖，兌成汁待用。炒鍋置旺火上，加豬油，燒至六成熱時投入肉絲，快速炒散，再下薑、蔥絲炒幾下，倒入汁快速翻炒，待收汁亮油時，撒入菊花瓣翻炒一下即成。

適宜人群：適用於風熱感冒、頭痛發熱、目赤昏花、眩暈、疔疥腫痛者。對冠心病、心絞痛、高血壓、高脂血症及神經官能症患者大有裨益。

此品有疏風散熱、平肝明目、清熱解毒的功用。

杞菊草魚

材料：草魚1尾（約750克），鮮菊花瓣30克，冬筍、火腿各40克，枸杞、生薑、蔥白各15克，精鹽6克，胡椒粉3克，料酒30毫升，味精2克，豬網油1張。

做法：薑切薄片，蔥切長段，枸杞用溫水洗淨，鮮菊花瓣用鹽水洗淨，網油洗淨，冬筍、火腿切片；草魚去鱗、鰓，剖腹去內臟洗淨，魚體兩邊各切5刀，再用薑片、蔥段、料酒、

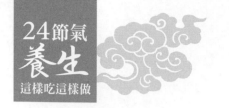
精鹽醃30分鐘。將網油鋪在案板上，魚擺在網油一端，火腿片、冬筍片、枸杞子、一半的菊花，擺在魚兩邊，然後用網油將魚體包好，放入蒸盤內，上籠蒸30分鐘。揭去網油，將魚裝入盤內，撒上菊花，即成。

適宜人群：適用於慢性萎縮性胃炎、男性不育、妊娠惡阻、肥胖、免疫力低下者。

本品適用於虛勞體弱、虛風頭痛、眼花等症，是中老年人用以防老、抗衰，少女用以美容之藥膳，有補肝腎、明目，促進造血功能，增強免疫力，抗衰老、抗突變、抗腫瘤、保肝、降血糖、減肥等功效。枸杞，以寧夏產者為佳。草魚又名鯇魚，其營養豐富，具有高蛋白、低脂肪的特點，能有效防止冠脈硬化，有抗衰老的作用，且補而不滯，是老年人理想的保健食品。《本草綱目》謂其有「暖胃和中」之效。

滋補原則

燥邪傷人，容易耗人津液，而出現口乾、唇乾、鼻乾、咽乾及大便乾結、皮膚乾裂等症狀。預防秋燥的方法很多，可適當多服一些富含維生素的食品，也可選用一些宣肺化痰、滋陰益氣的中藥，如人參、沙參、西洋參、百合、杏仁、川貝等，對緩解秋燥多有良效。

另外，飲食習慣和飲食方法在疾病預防中的作用也日益引起人們的關注。在秋季養生中特別是節氣的變更時，不但要體現飲食的全面調理和有針對性地加強某些營養食物用來預防疾病，還應發揮某些食

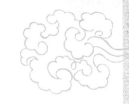
物的特異性作用，使之直接用於某些疾病的預防。如用蔥白、生薑、豆蔻、香菜可預防治療感冒；用甜菜汁、櫻桃汁可預防麻疹；用白蘿蔔、鮮橄欖煎汁可預防白喉；荔枝可預防口腔炎、胃炎引起的口臭症；紅蘿蔔煮粥可預防頭暈等。

節令養生須知：「悲秋」也可用中藥調理

秋天是抑鬱症的高發期，霜降前後，萬物凋敝，更容易產生悲涼悽惶的感覺。為什麼秋季容易讓人傷感呢？現代醫學研究證明，在人體大腦底部有一種叫「松果體」的腺體，它能分泌「褪黑激素」，這種激素能促進睡眠，但分泌過盛也容易使人抑鬱，氣溫的變化對其分泌會產生間接影響，尤其是在冷熱交替的換季時節。

中醫認為，人體的五臟六腑、七情六欲與五行學說和四季變化存在著相應的聯繫。以五行學說中「金、木、水、火、土」的「金」為例：五臟中的「肺」屬金，七情中的「悲」屬金，四季中的「秋」也屬金，因此在秋天，尤其秋雨連綿的日子裡，人們除了容易「秋燥」，有時也容易產生傷感的情緒。

中藥擅長調整情志，對症選用中藥配伍泡茶飲用，會取得事半功倍的效果。下面兩種配方就是簡單有效調理情志問題的良方。

地骨皮＋桑白皮：生氣容易導致氣滯，氣滯容易導致激素分泌紊亂，而使皮膚長出色斑，讓你顏面憔悴、雙眼浮腫、皺紋多生。相關研究顯示，當女性在情緒低落時，任何藥物對色斑的治療都顯得不盡如人意。這時可選用地骨皮、桑白皮各3克，泡水代茶飲服，具有開肺氣、順肝氣的作用，還有美白肌膚的作用。

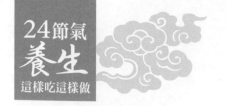

川楝子＋醋延胡索：人生氣時易傷胃氣，使人不思飲食，久之必致胃腸消化功能紊亂。生氣使胃腸中的血流量減少，胃腸蠕動減慢，食欲變差，嚴重時會引起胃潰瘍。此時，可用川楝子、醋延胡索各5克，煎湯代茶飲，不但可以理胃氣，還具有改善胃腸道血液循環的作用，可增強胃腸道蠕動，改善食欲。

節令中藥養生：秋季服中藥常用「藥引」

中藥處方講究「藥引」。藥引有什麼作用呢？據歷代文獻資料記載，藥引具有引經作用（即把藥物成分集中到病變部位），增強療效作用、解毒作用、護胃作用、矯味作用。秋季服藥常用的藥引有如下幾種。

食鹽：鹹、寒，入腎、胃、大腸經，有清水、解毒之效。治療腎陰虧虛的六味地黃丸、杞菊地黃丸，宜用淡鹽水送服，取其鹹能入腎。

生薑：辛、微溫，入肺、脾經，有發汗解表、溫中止咳、溫肺止咳之效。治療風寒感冒、胃寒嘔吐時，常用生薑3～5片為引，以增強療效。

蔥白：辛、溫，入肺、胃經，有散寒通陽、解毒散結之效。治療感冒風寒、小便寒閉不通時，常用蔥白5～7根為引。

燈心草：甘、淡、微寒，入心、小腸經，能清心除煩，利尿通淋。治療心火元盛、小便短赤時，宜用燈心草1小把為引。

粳米：甘、平，入胃經，有益氣健胃之效。治療熱證需用大劑量苦寒藥物時，以防苦寒敗胃，常取粳米1小撮為引，以顧護胃氣。如清

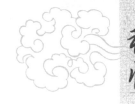

暑解熱的白虎湯。

大棗：甘、溫，歸脾、胃經，能益氣補中、養血安神，調和藥性。

蜂蜜：甘、平，入肺、脾、大腸經，能滋養、潤燥、解毒。治療肺虛燥熱、腸燥便秘病症時，常用蜂蜜1～2湯匙為引。

食醋：酸、平，有散淤止痛、收斂固澀之效。治療婦女帶下、血熱崩漏、蛔蟲腹痛病症時，常取食醋1湯匙作藥引。

紅糖：甘、溫，能補中、祛淤。治療產婦惡露不暢、少腹冷痛病症時，常取紅糖20～30克為引。

🌀 節令美食：柿子

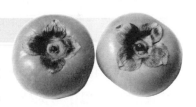

　　霜降是秋季的最後一個節氣。霜降意味著天氣漸漸變冷，開始降霜，尤其是早晚。民間俗語說：「霜降吃柿子，冬天不感冒。」柿子一般是在霜降前後完全成熟，這時候的柿子皮薄、肉鮮、味美，營養價值高。

　　柿子甜膩可口，營養豐富，不少人還喜歡在冬季吃凍柿子，別有味道。柿子營養價值很高，所含維生素和糖分比一般水果高1～2倍左右。假如一個人一天吃一個柿子，所攝取的維生素C基本上就能滿足一天需要量的一半。所以，吃些柿子對人體健康是很有益的。

　　如今，柿子對人體的益處已經越來越得到認可了。柿子能有效補充人體養分及細胞內液，起到潤肺生津的作用；柿子含有大量的維生素和碘，能治療缺碘引起的地方性甲狀腺腫大；柿子中的有機酸等有助於胃腸消化，增進食欲，同時有澀腸止血的功效；柿子能促進血液

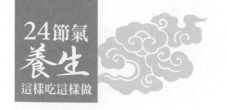
中乙醇的氧化，幫助肌體排泄酒精，減少酒精對肌體的傷害；柿子還有助降低血壓，軟化血管，增加冠狀動脈流量，並且能活血消炎，改善心血管功能。

節令養生運動：倒行行走

倒行行走術是秋季強身健體、防病祛疾、延年益壽的最佳健身方式之一。因倒行是一種反序運動，能刺激前行時不常活動的肌肉，促進血液循環，提高肌體平衡能力。又因倒行是人體的一種不自然活動方式，迫使人們在鍛煉時精神集中，以訓練神經的自律性。對防治秋季常見的焦慮、憂鬱等不良情緒等有良好效果。

對於高齡多病和初學者可用雙手分按腰部兩側，拇指向後，四指在前（或相反），身體平衡，向後倒走。對於較熟練的人，向後倒走，配合擺臂甩手，保持整體的協調、平衡。而對於訓練有素者，還可以曲肘握拳，進行快速倒行或倒跑，或倒行、倒跑交替進行。

妙方巧治本季常見病：糖尿病

糖尿病是由多種環境因素和遺傳因素綜合作用而導致的一種慢性內分泌代謝性疾病，常因胰島素分泌絕對或相對不足引起糖、蛋白質、脂肪、水、電解質代謝紊亂所致。糖尿病主要分為I型糖尿病和II型糖尿病，其中I型糖尿病的發病具有季節流行特點，秋冬季的發病率（10月份左右）最高，因此在這個季節調養尤為重要。以下食療方對糖尿病病情有益，可緩解患者的壓力和痛苦。

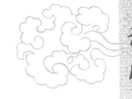
甘薯葉豬肉湯方

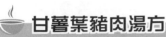

材料：甘薯葉300克，豬肉100克。

製法：將甘薯葉洗淨，豬肉切成片狀，鍋燒熱加入25克花生油，燒至八成熱，將豬肉放入炒至發白，加水750毫升，水沸時，入甘薯葉，煮20分鐘，可酌入調料少許，即成。

用法：食甘薯葉、豬肉，飲湯，一日一劑，連服七劑。

主治：糖尿病。

山藥方

材料：山藥200克，糯米150克。

製法：山藥洗淨去皮，切成碎塊待用。往開水鍋內放入洗淨的糯米，煮到五成熟時再放入山藥塊，煮熟即成。

用法：每日一劑，分兩次服。

主治：糖尿病。

鵝肉枸杞杜仲方

材料：鵝肉500克，枸杞30克，杜仲20克，食鹽1克。

製法：將鵝肉洗淨切塊，枸杞、杜仲洗淨後用紗布包紮，鍋燒熱，加水2000毫升，入枸杞、杜仲，煎煮40分鐘時去枸杞、杜仲，繼續用此藥液煎煮鵝肉，加入食鹽，煎煮至鵝肉熟時起鍋，即成。

用法：食肉飲湯。

主治：糖尿病。

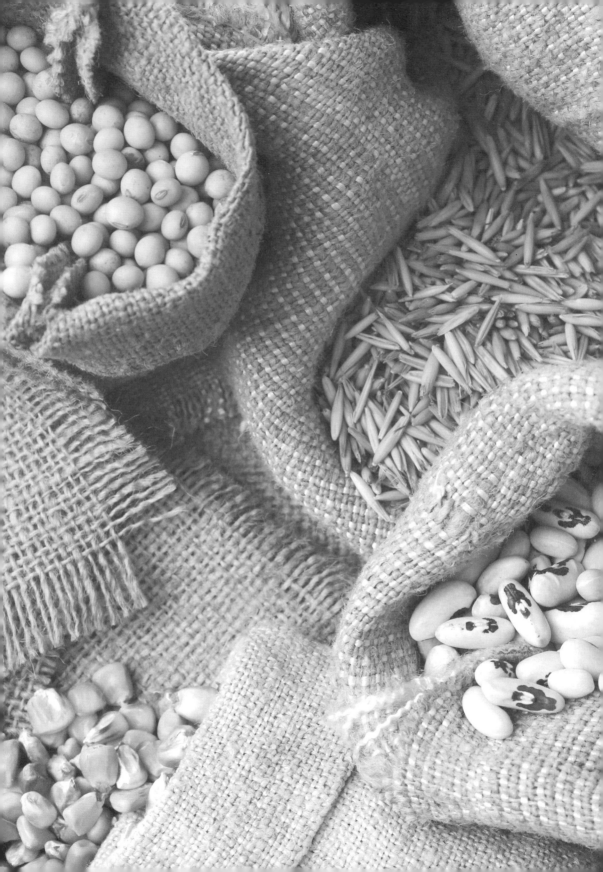

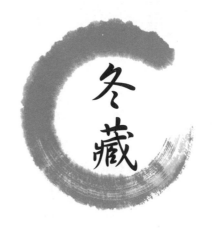

冬藏

　　冬季是一年之中的最後一個季節，也是一年中氣溫最低的時候。此時，人體陽氣收藏，最重要的養生原則就是「養腎防寒」。腎是人體生命的原動力，腎主納氣，「肺為氣之主，腎為氣之根……陰陽相交，呼吸乃和」，腎協助肺氣的升降，保證體內外氣體的正常交換。只有腎氣旺盛，機體才能適應嚴冬的氣候變化，達到禦寒、保養精氣的目的。

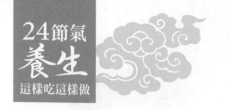

　　冬季天氣寒冷，切不可因著裝單薄而受涼，導致發生疾病。冬季木枯草衰，萬物凋零，陰雪紛紛，常會使人觸景傷情，抑鬱不樂，此時節改變情緒，調攝身心的基本方法就是運動。俗話說，「冬天動一動，少鬧一場病；冬天懶一懶，多喝藥一碗。」但冬季進行健身運動不宜起得過早，以免擾亂陽氣，最好等到太陽出來以後，還應選擇順應冬季的運動項目，運動之後使身體能出些許微汗為宜。這樣既可達到避寒取暖的目的，也可保持心情愉快，使精、氣、神得以內收。

　　冬季運動有助於預防大腦衰老。人到老年後，大腦會逐漸退化萎縮，腦細胞數目減少，出現大腦及整個神經系統功能減退的現象，如注意力降低、記憶力下降、情緒不穩定、定向力減弱等。運動可使人體血液循環速度加快，從而使腦血管中的血流量增加，提高腦細胞的供氧量，促進大腦新陳代謝，減輕大腦疲勞。另外，運動中有規律的協調動作可使大腦皮層運動區得到鍛煉，使之反應敏捷、準確，同時又可使由於抽象思維而處於抑制狀態的腦細胞得到良好的休息，從而使大腦功能得到改善。

　　冬季房事調攝，重在保持腎精的閉藏，這對冬季養生保健，促進健康長壽，具有十分重要的意義。冬三月「養藏之道」的重要內容就是保養腎精，做到房事有節制，以保持體內精氣充足，維持五臟六腑的正常生理功能。

　　冬季午睡時間，大約半個小時左右即可，這是因為人的腦細胞完全興奮只能維持4～5小時，中午有一次睡眠節律，此時身體若得到短時間的修整，可使迷走神經的興奮性達到有效高度，有利於將午飯中的營養轉化為人體所需的有效成分，即中醫所講的氣血。人體氣血充足，午後的工作就有了堅實的物質基礎。

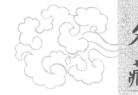
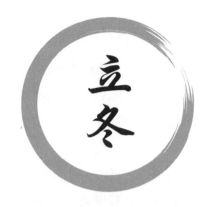

立冬

節令特點

　　立冬節氣在每年的11月7日或8日，太陽黃經225°。《月令七十二候集解》說：「立，建始也。」又說：「冬，終也，萬物收藏也。」冬，作為終了之意，是指一年的田間勞作結束了，秋季作物全部收曬完畢，收藏入庫，動物也已藏起來準備冬眠。但追根溯源，古人對「立」的理解與現代人一樣，是建立、開始的意思。但「冬」字就不那麼簡單了。看來，立冬不僅僅代表著冬天的來臨，完整地說，立冬是表示冬季開始，萬物收藏，規避寒冷的意思。

　　立冬三候為「一候水始冰；二候地始凍；三候雉入大水為蜃。」這是說這一節氣中水已經能結成冰，土地也開始凍結；三候「雉入大水為蜃」中的雉即指野雞一類的大鳥，蜃為大蛤，立冬後，野雞一類的大鳥便不多見了，而海邊卻可以看到外殼與野雞線條及顏色相似的大蛤，所以古人認為雉到立冬後便變成大蛤了。

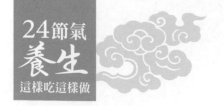

養生要領

按傳統民間習慣，「立冬」代表著冬季的開始。「冬者，天地閉藏，水冰地坼。」自然界陰盛陽衰，各物都潛藏陽氣，以待來春。「寒」是冬季氣候變化的主要特點。冬季除了要注意防寒保暖外，飲食保健也很重要。

俗話說：「三九補一冬，來年無病痛。」立冬是個十分重要的節氣，也是進補的最佳時期。中醫學認為，這一節氣的到來是草木凋零，蟄蟲伏藏，陽氣潛藏，陰氣盛極，萬物活動趨向休止，以冬眠狀態養精蓄銳，為來春生機勃發做準備。腎主水，《內經》有「腎者水臟，主津液」，指腎主人體內水液代謝平衡，促使津液的生成和排泄。津液代謝通過脾胃運化生成水穀之精，以輸布滋養全身；代謝後的水液，則化為汗、尿和氣排出體外。

《內經》中說：「冬不藏精，春必病溫。」明確指出，人若不知冬季養藏之道，冬令依然精液頻泄，那麼身體必然日趨虛弱。虛則寒邪乘虛而入，並伏藏於體內。伏邪積鬱日久，等來年春陽上升，必發為溫病。《壽世保元》也說：「精乃腎之主，冬季養生，應節制房事，不能恣其情欲，傷其腎精。」唐代名醫孫思邈則認為「當今少百歲之人」的原因，就是「不知節欲養精」。因此，從立冬開始，房事就要稍加節制，以蓄養陽氣。

節令衣著

立冬標誌著冬季的開始。進入冬季之後，選擇冬裝的首要標準就

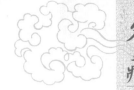
是保暖，而冬裝的保暖性主要從以下幾個方面衡量。

首先，衣料的導熱性非常重要。衣料的導熱性越低，則保暖性越高。在眾多的衣料中，羊毛、氯綸、腈綸、蠶絲導熱性最低，所以保暖性最高，而錦綸、丙綸、滌綸的導熱性較高，因而它們的保暖禦寒作用也就較低。其次吸收太陽輻射的熱量，還與衣料的表面狀態有關，各種表面粗糙和起毛的麥爾登呢、制服呢、大眾呢等厚呢大衣是良好的冬令外衣，因為表面光滑的吸收熱量少，表面粗糙的吸收熱量多。外套衣料的顏色也很重要，因為衣料的顏色與吸收日光輻射熱量有密切關係。各種顏色吸熱量由大到小的順序是：黑、紫、紅、橙、綠、灰、藍、黃、白。黑色衣料吸收的熱量為太陽輻射熱量的88％，綠色為57％，白色為20％，因此，冬令外衣選深色保暖效果更佳。

冬季穿衣應多層次。層次多，衣服與體表之間的空氣層就多，保暖效果越好。內衣應選擇具有較好吸濕性和透氣性的衣料，如各種純棉毛衫褲，棉和粘棉的絨衫褲等。中層和次外層的衣料可選擇羊毛、腈綸和混紡織物，因為它們含空氣量較多。最外層的衣料，各種厚呢衣服是最佳選擇，因為這些材料導熱性最小。

衣料內的空氣幾乎是靜止的，而靜止的空氣中導熱性最低，其保暖性也最好。因此，衣料中所含的空氣越多，保暖性就越好。厚的羊毛織物和蠶絲含空氣量大，保暖性就好，尤其是羊毛織物的氣孔不是直通的，因此，保暖性更佳。

起居須知

「冬時天地氣閉，血氣伏藏，人不可勞作汗出，發洩陽氣。」因

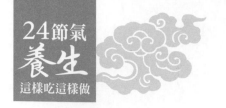
此，早睡晚起，日出而做，保證充足的睡眠，有利於陽氣潛藏，陰精蓄積。而衣著過少過薄、室溫過低即易感冒又耗陽氣。反之，衣著過多過厚，室溫過高則腠理開泄，陽氣不得潛藏，寒邪易於侵入。中醫認為：「寒為陰邪，常傷陽氣。」人體陽氣好比天上的太陽，賜予自然界光明與溫暖，失去它萬物無法生存。人體如果沒有陽氣，將失去新陳代謝的活力。所以，立冬後的起居調養切記「養藏」。

立冬後，漫長的冬季，長時間生活在使用取暖器的環境中，氣候本來就十分乾燥，使用取暖器使環境中相對濕度大大下降，空氣更為乾燥，往往會出現上火和易患呼吸系統疾病的現象。科學研究證明，人生活在相對濕度40％～60％、濕度指數為50～60的環境中最感舒適。乾燥會使鼻咽、氣管、支氣管黏膜脫水，使其彈性降低，黏液分泌減少，纖毛運動減弱，當吸入空氣中的塵埃和細菌時，不能像正常時那樣很快清除出去，容易誘發和加重呼吸系統疾病。

此外，居室中要勤開窗通風。不通風的情況下，室內二氧化碳含量超過人的正常需要量，會引起頭痛、脈搏緩慢、血壓增高。通風可使室外的新鮮空氣更換室內污濁空氣，減少病菌滋生。因此，勤開窗很重要。

立冬時節睡覺前先用溫水泡洗雙腳，然後用力揉擦足心，除了能祛除污垢、禦寒保暖外，還有補腎強身、解除疲勞、促進睡眠、延緩衰老，及防治感冒、冠心病、高血壓等多種病症的作用。

我國傳統醫學理論十分重視陽光對人體健康的作用，認為常曬太陽能助發人體的陽氣。在冬季，由於大自然處於「陰盛陽衰」狀態，而人應乎自然，也不例外，故冬天常曬太陽，更能有壯人陽氣、溫通經脈的作用。

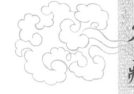

　　進行日光浴須注意保護頭和眼睛，以免由於過度曝曬引起頭暈目眩、倦怠乏力。也不宜在空腹、飽腹和疲勞時進行日光浴，以免引起頭暈等不良反應。另外，較嚴重的心臟病、高血壓和神經興奮症患者，對陽光有過敏反應者，有出血傾向者，以及月經期、分娩後一個月內的婦女，進行日光浴時也須注意不可過度曝曬，以免紫外線輻射過度引起人體皮膚衰老、患上皮膚癌，甚至發生意外。

節令養生食譜

　　立冬時節養生飲食方案如下。

十全大補湯

材料：黨參、黃芪、白朮、茯苓、熟地、白芍各10克，當歸、肉桂各5克，川芎、甘草各3克，大棗12枚，生薑20克，墨魚、肥母雞、老鴨、淨肚、肘子各250克，排骨500克，冬筍、蘑菇、花生、蔥各50克，調料適量。

做法：將諸藥裝紗布袋內，紮口，鴨、雞肉及豬肚洗淨，排骨剁開。薑、筍、菇洗淨，與以上諸料同放鍋中，加水，武火煮開後改文火煨燉，加黃酒、花椒、鹽調味。待肉熟爛後撈出，切成絲條，再放入湯內，去藥袋，煮開後，調入味精，食肉飲湯。每次一小碗，早晚服用。全部服完後，隔五日再服。

適宜人群：適用於各種慢性虛損性疾病，如體虛貧血、中氣不足、脾胃虛弱、頭暈目眩者。無病食用，能健身防病。

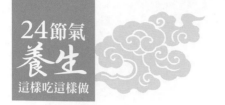
此湯有補陰陽氣血、調五臟六腑的功效。

 花生煲豬蹄

材料：豬蹄500克，花生米適量，鹽、南腐乳等調味品適量。

做法：先將豬蹄洗淨開邊，油鍋燒熱後將生薑爆香，放入豬蹄，加入南腐乳，炒勻，再加適量水、花生及調味品，慢火煲兩小時左右，待豬蹄軟熟即可。

禁忌：腹瀉者少食。

適宜人群：適用於腎陰虛不足之腰膝酸軟，津液不足之皮膚乾燥，氣血不足之產後少乳及癰疽、瘡毒者。

此道菜肴有滋補陰液、補益氣血的功用。

歸參燉烏雞

材料：黨參30～50克，當歸20克，烏雞1隻，生薑、蔥、鹽、料酒等調味品適量。

做法：烏雞與當歸、黨參及適量調味品同放入燉盅內，隔水燉1～2小時，即可。

適宜人群：適用於肝腎不足之遺精、帶下、白濁，血虛之月經不調，脾肺氣虛之消瘦及氣陰兩傷者。

黨參補益脾肺、補血生津。烏雞為傳統的滋補佳品，以其骨烏而得名。其味甘，歸心、肝、肺、脾、腎經。烏雞的主要成分有蛋白質、脂肪、多種維生素、鈣、磷、鐵、鎂及尼克酸、泛酸等，加入當

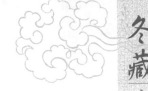

歸有補血活血的作用，故本燉品最適於冬季食用，尤其適合大病後、產後、手術後或素體虛弱之人。

滋補原則

從立冬開始，寒冷氣候影響人體的內分泌系統，以增加肌體的禦寒能力，這樣就造成人體熱量散失過多，因此，立冬時節的營養應以增加熱能為主，可適當多吃瘦肉、雞蛋、魚類、乳類、豆類及富含碳水化合物和脂肪的食物。

腎為「臟腑陰陽之本」，腎與膀胱氣化相通，互為表裡。腎在五臟之中，主藏精氣而不瀉，與六腑相較，其性屬陰。腎中陰陽對整個津液代謝過程中的相關器官有調節作用。腎位於腰的左右兩側。中醫認為腎臟為「生命之源」、「先天之本」。腎藏精，腎對精氣具有閉藏的作用，腎主生長、發育和生殖。中醫的「封藏之本」，說明了腎精的氣化功能，能協調體內津液的輸泄及代謝平衡。精足則血旺，精與血是相互生化的。「髮為血之餘」，毛髮的生脫與腎氣的盛衰緊密相關，藏精功能失常表現為腎虛。

冬季在飲食養生方面，中醫學認為應少食鹹，多吃點苦味的食物，道理是冬季為腎經旺盛之時，而腎主鹹，心主苦。從中醫學五行理論來說，鹹勝苦、腎水克心火。若鹹味吃多了，就會使本來就偏亢的腎水更亢，從而使心陽的力量減弱，所以應多食些苦味的食物，以助心陽。這樣就能抵禦過亢的腎水。正如《四時調攝箋》裡所說：「冬月腎水味鹹，恐水克火，故宜養心。」

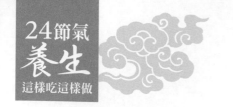
節令養生須知：入冬養生在於藏

　　冬天，是自然界萬物閉藏的季節，在這樣的氣候條件下，人體新陳代謝的速度也開始降低，順應這種變化，養生活動應當注意斂陽護陰，以養藏為本。

精神調養，神藏於內

　　「激動」、「生氣」、「緊張」等都是人的情緒表現，一個人如果情緒波動頻繁，其身體狀況會很容易受到影響。神藏於內，指的是重視和保持情緒的安寧，及時調整不良情緒，保持平靜的心態。

　　神藏於內並不意味著應當懶散嗜睡、昏昏沉沉，這是一種消極的情緒狀態。對於冬季昏沉倦怠的消極現象，預防的方法是多曬太陽，延長光照時間，太陽光帶來的溫暖和明亮是調養情緒的天然辦法。

起居保健，享受陽光

　　冬天要早睡、晚起，尤其對於老人而言，每天起床的時間最好在太陽出來後。

　　要做到「藏」，就要做到以下幾點。首先要穿得「暖」，衣服裡層與皮膚間的溫度保持在32℃～33℃。雙腳要溫，由於腳離心臟最遠，血液供應少且慢，因此腳部溫度最低。中醫認為，足部受寒，勢必影響內臟，可導致腹瀉、月經不調和腰腿痛等病症。

　　要定時開窗換氣，新鮮的空氣有利於身體健康。不要蒙頭睡覺，蒙頭睡覺容易造成缺氧而致胸悶氣短。夜間忌憋尿，由於冬夜較長，長時間憋尿容易使有毒物質積存而引起膀胱炎、尿道炎等。

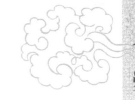

冬藏 立冬、小雪、大雪、冬至、小寒、大寒

節令中藥養生：別讓冬令進補「失效」

　　冬令進補，傳承了數千年的中醫進補法則，歷經考驗，其效果不用置疑，但確實有些人服用膏方無效、沒有感覺甚至體感不適，其原因有以下幾個方面。

　　1.進補不對症：每個人的身體氣血陰陽狀況各有不同，中醫就是根據每個人體質的不同而開方。由於疾病分科不同，專家各有專長，醫師水準上下有別，因此某些患者的配方不對症。近年來每到冬季，進補人群猛增，能開膏方的專家一時間供不應求，而一些本不擅長開膏方的醫師也被推到開方前線，這就難免濫竽充數，不管張三李四，千篇一律就是那幾味藥，根本談不上辨病施補，豈能見效？

　　2.服用未堅持：有的人花了大錢請醫生開了膏方，藥加工好後，卻不堅持服用，三天打魚，兩天曬網，結果「吃了沒感覺」。還有某些膏方應該每日兩次空腹服用，但有的人由於忙碌、怕麻煩或省錢等因素，每日只服用一次，或在飯後服用，效果當然不好。

　　3.虛弱難受補：所謂「虛不受補」，就是說某些人體質虛弱一下子不能承受補品之補，反而會引起身體的不良反應。如有的人進補後口舌生瘡、失眠、胃疼、腹脹、腹瀉等，就是因為進補後先引起消化不良，進而影響吸收機能，造成營養不良、氣虛血弱。一旦出現這種情況，應根據當前的身體特點服食平和健脾之品，先「開路」，即引補或底補，使人體逐漸適應補品的藥力作用，為服用膏方打好基礎，才會有效果。

　　4.急病忌粘膩：由於一個冬季的膏方服用療程較長，有些人在服用過程中突然患病，譬如感冒發燒、急性腹瀉、急腹症等，這時應該

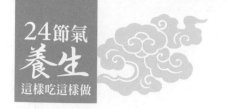
停止服用補方，待急性病治癒方可繼續服用。所謂「祛邪勿盡」，方能進補。但事實上，一些人身患急性病後仍然沒有停止服用膏方，結果就成了「關門留寇」，不但沒有強身健體，反而使感冒發燒、急性腹瀉、急腹症等疾病粘膩難癒。

節令美食：栗子

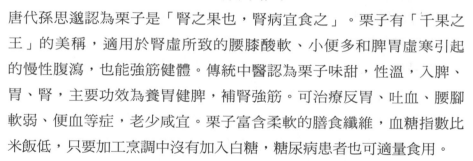

冬季是養腎的好季節，香甜味美的栗子不但是上佳美食，還是益腎宜氣的「補藥」。栗子的藥用功效從古至今一直為醫家推崇，唐代孫思邈認為栗子是「腎之果也，腎病宜食之」。栗子有「千果之王」的美稱，適用於腎虛所致的腰膝酸軟、小便多和脾胃虛寒引起的慢性腹瀉，也能強筋健體。傳統中醫認為栗子味甜，性溫，入脾、胃、腎，主要功效為養胃健脾，補腎強筋。可治療反胃、吐血、腰腳軟弱、便血等症，老少咸宜。栗子富含柔軟的膳食纖維，血糖指數比米飯低，只要加工烹調中沒有加入白糖，糖尿病患者也可適量食用。

栗子中所含的豐富不飽和脂肪酸和維生素、礦物質，能防治高血壓病、冠心病、動脈硬化、骨質疏鬆等疾病，是抗衰老、延年益壽的滋補佳品。栗子含有核黃素，常吃栗子對日久難癒的小兒口舌生瘡和成人口腔潰瘍有益。栗子是碳水化合物含量較高的乾果品種，能供給人體較多的熱能，並能幫助脂肪代謝，具有益氣健脾、厚補胃腸的作用。栗子含有豐富的維生素C，能夠維持牙齒、骨骼、血管肌肉的正常功用，可預防和治療骨質疏鬆，腰腿酸軟，筋骨疼痛、乏力等，延緩人體衰老，是老年人理想的保健果品。

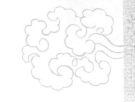

節令養生運動：長跑

　　長跑是一項老少皆宜的冬季健身運動，使心肌收縮力加強，心輸出量增加，氧的吸收和運輸效率提高。因此，長跑能對心肺功能產生較好的效應，長跑運動使人精力充沛，體力增強。現代研究發現，長跑可促進脂肪代謝，使脂肪轉化為熱能而消耗掉，起到減肥、降低血脂和防止動脈粥樣硬化的作用。長跑還可調解大腦神經和心血管系統的功能和興奮、抑制的過程，以消除神經和血管的緊張狀態，從而使一些高血壓患者從長跑中恢復健康。長跑可使骨骼堅韌，支持力量增加，使肌肉的韌性增強。

　　初跑的人要先進行步行和慢跑的交替運動，逐漸增加運動量，把握好自己的耐受度。長跑的強度是由速度決定的，不同的人由於體重、體質、肌體狀況及運動時間長短等差異，因此反應不同。心率是運動強度直接的尺度，運動中心率不應超過平靜時的心率外加60次。運動後心率恢復正常，翌日應不感疲勞為宜。

　　每次運動前要做好準備活動，放鬆肌肉，活動關節，使身體產生微熱，這樣開始長跑不會感到氣喘。跑步時要兩肩自然下垂，兩肘向內前擺動，身體稍前傾，先足跟著地，過度至全腳掌著地，這樣小腿肌肉才能得到放鬆而不感疲勞。呼吸要和步伐配合，兩步一呼，兩步一吸。

　　長跑每週至少要進行三次，每次時間在30～40分鐘。如果間隔時間在三天以上，則要從較低的強度開始恢復。

　　除上述注意事項外，還要注意過飽和餐後不可立即長跑。結束時要做緩和運動，應經過減速、步行、放鬆肌肉，逐漸消汗，恢復平靜狀態，不能突然停止跑步。

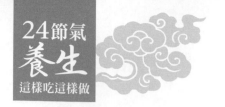

妙方巧治本季常見病：冠心病

寒冷的天氣可引起體表小血管的痙攣和收縮，使血流速度緩慢，血液黏滯度增高，加重心臟的負擔，使心肌缺氧加重。嚴寒、低氣壓、溫差大的惡劣氣候，會使人體處於一種應激狀態，低溫刺激易使人體交感神經興奮，心率持續加快，血管收縮致使血壓增高，心臟負荷加大，引起心絞痛發作和心肌梗塞發生。因此嚴寒季節冠心病心絞痛發作和急性心肌梗死的發病率明顯增加。以下食療方對冠心病病情有益，可緩解患者的痛苦。

茄子方

材料：茄子250克，去皮青豆6克，醬油10毫升，花椒4粒，精鹽2克。

製法：茄子洗淨去皮，切成塊放入熱油鍋內，再放入去皮青豆、醬油、花椒、精鹽，文火燒至茄子、青豆爛熟後食用。

用法：每日一次。

主治：冠心病。

香菇木耳金針方

材料：乾香菇20克，黑木耳5克，乾金針30克。

製法：將乾香菇、黑木耳、乾金針，各自分開用水浸泡，洗淨去雜質後，入鍋加水750毫升，煎煮30分鐘，起鍋即成。

用法：食用，早晚分服。

主治：冠心病。

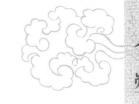
 薤白雞蛋方

材料： 薤白100克，雞蛋3個，精鹽1克，味精5克，花生油25克。

製法： 將薤白洗淨切細末，雞蛋磕入碗內，放鹽、味精，用筷子抽打起泡，再將薤白細末與雞蛋一起攪拌均勻，把平底鍋燒熱放入花生油，油熱後倒入雞蛋薤白混合液，在火上煎3～5分鐘，煎熟即成。

用法： 食用。

主治： 冠心病、心絞痛、胃炎。

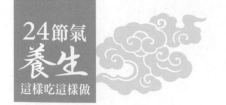

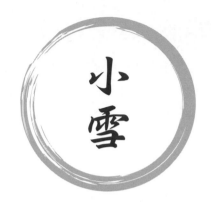

節令特點

每年11月22日或23日，視太陽到達黃經240°時為小雪。《月令七十二候集解》說：「十月中，雨下而為寒氣所薄，故凝而為雪。小者未盛之辭。」這個時期天氣逐漸變冷，開始下雪，但還不到大雪紛飛的時節，所以叫小雪。

小雪三候為「一候虹藏不見；二候天氣上升地氣下降；三候閉塞而成冬。」這是說此時由於不再有雨，彩虹便不會出現了。由於天空中的陽氣上升，地中的陰氣下降，導致天地不通，陰陽不交，所以萬物失去生機，天地閉塞而進入嚴寒的季節。

養生要領

小雪，表示降雪開始的時間和程度。雪是寒冷天氣的產物，民

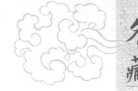

間曾有：十月立冬小雪漲，其時天已積陰，寒未深而雪未大，故名小雪。此時，我國北方地區會出現初雪。雖雪量有限，但還是提示我們到了禦寒保暖的季節。小雪節氣的前後，天氣時常是陰冷晦暗的。此時人們的心情也會受其影響，特別是那些患有抑鬱症的人更容易加重病情。

中醫認為「千般災難，不越三條」，也就是說，致疾病發生的原因不外乎三種：即內因（七情過激所傷）、外因（六淫侵襲所傷）、非內外因（房事、金刀、跌撲損傷、中毒）。抑鬱症的發生多由內因即七情過激所致，七情包括了喜、怒、憂、思、悲、恐、驚七種情志的變化。人們在日常生活中時常會出現七情變化，這種變化是人對客觀外界事物的不同反映，屬正常的精神活動，也是人體正常的生理現象，一般情況下並不會致病，但當有突然、強烈或長期持久的情緒刺激時，就會影響到人體的正常生理，使臟腑氣血功能發生紊亂，導致疾病發生。人的精神狀態反映和體現了人的精神心理活動，而精神心理活動的健康與否直接影響著精神疾病的發生發展，也可以說是產生精神疾病的關鍵。

清代醫學家吳尚說過：「七情之病，看花解悶，聽曲消愁，有勝於服藥者也。」除此之外的飲食調養也不容忽視。醫學家孫思邈在《千金要方》中說：「食能袪邪而安臟腑，悅神，爽志，以資氣血。」日常生活中磕磕絆絆在所難免，誰都可能遇到不順心的事，無論如何，都要調節自己的心態，保持樂觀，節喜制怒。在小雪節氣中，要保持愉悅心態，可以經常參加一些戶外活動以增強體質，多曬太陽，多聽音樂，學會調養自己。

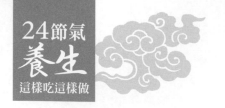

節令衣著

進入小雪，冬季的氣候特徵就越發明顯了。北方的冬季常有大風，一般西北風較多，風力愈大溫度就越低。由於風的壓力可使大量空氣透入衣服內，破壞服裝下層的靜止空氣，致使貼身衣服變得冰涼。風力在五級時，服裝隔熱值有風力在1～3級時的兩倍左右，所以冬季外衣的面料應選用緻密、透氣性差的材質。因此，在同等薄厚的情況下，毛線編織的外套由於空隙大，防風性能差，只適於室內或無風情況下穿用，而不宜在室外穿著。

冬裝穿著以多層為好，這樣既便於在室內和室外不同溫度狀態下增減衣服，而且保暖性也比較好。兒童和青少年由於活潑好動、運動量大易於出汗，多層服裝可做到隨時增減衣服，有利於防止著涼感冒。

老年人的日常生活衣著選擇可根據個人的愛好和條件來安排，種花、養鳥、家務、外出散步、坐在茶館聊天、看電視電影等不同活動，由於環境、時間、運動量的不同，在著裝上也要注意。選擇冬季服裝要從便於這些活動上考慮，在讀書、休閒時，則適於穿寬鬆輕便的防寒保暖服裝，而運動或娛樂時，適於穿輕便保暖、便於穿脫的服裝。

起居須知

小雪時節，天已積陰，寒未深而雪未大，故名小雪。這時濕潤的空氣有助於改善呼吸系統疾病，但雪後會降溫，所以起居要做好禦寒保暖，防止感冒發生。

有些怕冷的老年人在冬夜喜歡彎腰屈腿睡，結果越睡越覺得冷，

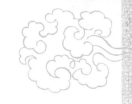

這是因為在睡眠中人體的血液循環較為緩慢，屈腿睡眠會影響軀體的血液暢通，容易造成下肢供血不足，使雙腿熱量減少。因此，老人若有屈腿睡的習慣，睡眠品質差，容易醒，消除疲勞慢，還常因雙腳受寒而感冒。

此外，蓋上厚重的棉被，被窩裡的溫度就會升高，再加上許多人喜歡通宵使用電熱毯，這樣被窩裡的溫度就會大大超過人的承受能力。被窩裡的溫度太高，人的肌體代謝旺盛、能量消耗過大、汗液排泄增多，就會煩躁不安，醒來後會覺得疲勞困倦、頭昏腦脹，且溫度太高，兒童容易踢被子，老人起夜時溫差過大，容易感冒著涼。

人在睡眠中也是需要呼吸的。當仰臥時，厚重的棉被壓迫胸部，會影響人的呼吸活動，減少肺的呼吸量。對成人來講，由於胸部受壓，常常會做噩夢，影響睡眠品質；如果患有肺氣腫、心臟病的老年人胸部受到重壓，不但會噩夢頻繁，還會導致病情突然加重，發生急性缺氧窒息或心絞痛，兒童則會影響其正常生長發育。

節令養生食譜

小雪時節氣溫下降，開始下雪，這個時節養生的飲食方案如下。

當歸火鍋

材料：魚肉400克，鹽、味精各少許，凍豆腐3塊、白菜適量，冬菇5個，雞湯5碗，當歸30克切薄片。

做法：先將白菜斜切成片，香菇泡軟、洗淨切絲，魚肉切成薄片，凍豆腐切成小塊，再將雞湯放入火鍋內，並將切好的當

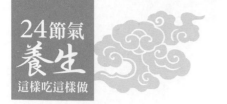
歸片全部放入火鍋內。用大火煮開後，再用文火煮20分鐘，使當歸的藥效成分煮出來，加適量鹽、味精等調味，然後再將魚片、豆腐、白菜、香菇等下鍋，煮開即可。

適宜人群：適於腫瘤患者，身體發冷、貧血、代謝障礙人群。

核桃豬腰

材料：豬腰500克，生薑、蔥各15克，精鹽5克，麻油25克，核桃仁70克，雞蛋清2個，乾澱粉50克，料酒25克，菜油750克（實耗80克）。

做法：蔥洗淨切段；豬腰對剖，切十字刀花，切成三塊，用料酒、精鹽、薑片、蔥段拌勻入味；乾澱粉研細，用蛋清調勻待用；核桃仁用開水泡脹，剝去外皮，切丁；生薑洗淨切片。淨鍋置火上，加入菜油，待油溫燒至六成熱時，將核桃丁擺在腰花上，裹上蛋清澱粉下鍋炸成淺黃色撈起；待全部炸完後，等油溫上升至八成熱時，再將豬腰塊全部放入油鍋炸成金黃色，瀝去餘油，淋入麻油，裝盤即成。

適宜人群：適用於腰膝冷痛、四肢酸軟、小便頻數，因肺腎虛而致咳嗽者，是小兒健腦益智之佳品。消瘦之人常食能使體態豐滿健美。

常食核桃對減少腸道膽固醇吸收，對動脈硬化、高血壓和冠心病患者，及老年人的抗衰老都大有裨益。中醫認為，其作用溫腎補精、益氣養血，可用來治療腎虛不孕、氣血不足、產後乳少等。核桃含有豐富的脂肪油、蛋白質、碳水化合物、鈣、磷、碘、胡蘿蔔素、B族維

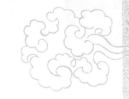

生素等人體必需的多種物質，其中磷質對腦神經有良好的保健作用，與豬腰合用，補腎作用更強，具有補肺腎、定虛喘的功效。

板栗豬肉

材料：瘦豬肉650克，板栗300克，生薑片15克，蔥段10克，醬油10毫升，料酒30毫升，精鹽5克，白糖3克，雞湯1500毫升，菜油250克（實耗50克）。

做法：豬肉洗淨，切成6公分見方塊；板栗用刀劃破皮，入沸水中煮一下，剝去外殼和內衣。淨鍋置火上，注入油，待油燒至七成熱時，下板栗，油炸約三分鐘後撈起待用。鍋內留底油40克，下生薑、蔥、肉塊炒出香味，再加雞湯，大火燒開，打去浮沫，改用小火慢煨至肉五成熟時，下板栗、精鹽、醬油，燒至肉、板栗酥爛時即可。

適宜人群：適用於脾虛食少、肺熱燥咳、氣管炎等症，具有養胃健脾、滋陰潤燥的功效，能消除疲勞，是長途旅行的人在行程前和行程中的理想保健食品。

板栗營養豐富，有補腎健脾、強筋骨的作用，適用於腎虛所致的腰膝痿軟、腿腳不利、小便頻數及脾胃虛寒所致泄瀉者。

滋補原則

在嚴寒的冬季裡，若能適當地吃些冷飯、涼菜和喝些涼開水，不但對身體無害，反而有益。有研究證實，喝涼開水對人體好處極大，

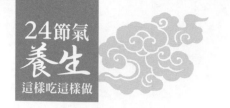

若能經常飲用涼開水，有預防感冒、咽喉炎和某些皮膚病之效。科學研究表明，一天中定時喝杯涼開水是一種簡單有效的養生保健法，尤其是早晨起床喝杯涼開水，能使肝臟解毒力和腎臟排洗能力增強，促進新陳代謝，加強免疫功能，有助降低血壓，預防心肌梗死。

冬天人們喜吃油脂多、高熱量的食品，而又活動少，易發胖，吃些涼菜可迫使身體自我取暖，這會消耗一些脂肪，從而達到減肥目的，確保健康。

人體肺腑火盛無論冬夏均可產生，而冬天「上火」的現象似乎還更多。冬天外界氣候雖冷，但人們穿得厚，住得暖，活動少，反而會造成體內積熱，不能適時散發，再加上冬令飲食所含熱量較高，所以很容易導致胃肺火盛，但冷飲只能起到帶走體內一部分熱量的作用，治表不治根，所以可以吃些性冷的食物，如蘿蔔、蓮子、松花蛋等。

節令養生須知：謹防情感失調症

調查發現，有些人在冬季易發生情緒抑鬱、懶散嗜睡、昏昏沉沉等現象，且年復一年地出現，這在醫學上稱之為冬季情感失調症，多見於青年，尤其是女性。專家認為，防治冬季情感失調症可以從三個方面調理。

1.加強營養：寒冷環境中，體內氧化過程加強，肌體需要高熱量，而維生素C和B族的缺乏，既影響人體抗寒能力，又影響人的大腦功能和情緒。所以，冬季要多吃富含維生素C的新鮮蔬菜和水果，及富含維生素B_1、維生素B_2的豆類、乳類、花生和動物內臟等。

2.進行運動：通過運動，冠狀動脈的血流量會明顯增加，從而保

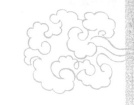
證大腦、心臟等重要器官的血氧供應，使人精力充沛。運動還能減輕因植物神經功能失調而引起的緊張、焦慮、抑鬱等狀態。

3.延長光照：冬季光照時間較短，是產生抑鬱的重要原因。研究發現，當夜幕降臨時，人體大腦松果腺的褪黑激素分泌增強，影響到人的情緒，而光照抑制此激素分泌，因此，延長光照可防止和減輕冬季情感失調症，也有益健康。

節令中藥養生：小雪中藥進補有學問

一般認為，冬季是進補的最佳時機，這是根據中醫學「冬至一陽生」的觀點確定的。小雪時候適當進補可平衡陰陽，但進食過多高熱量的補品，會導致胃、肺火盛，表現為上呼吸道、扁桃腺、口腔黏膜炎症或便秘、痔瘡等。因此，進補的時候尤其要注意是否符合進補的條件，虛則補，同時應當分清補品的性能和適用範圍，還應再吃些性冷的食物，如蘿蔔、松花蛋等。

虛者當補，但體虛者具體情況各有不同，故進補時一定要分清氣血、陰陽、臟腑、寒熱，辨證施補，方可取得益壽延年之效，而不致出現偏頗。

1.氣虛者的補法：所謂氣虛即氣不夠用，動則氣喘、體倦、懶言、常自汗出、面色晄白、舌淡白、脈虛弱無力。氣虛之人可選用人參進補。

人參性溫、味甘微苦，可大補元氣，是補氣要藥，《本經》謂「明目開心益智，久服輕身延年」，近代研究證明，人參可調節網狀皮膚系統功能，其所含人參皂貳，確實具有抗衰老作用。使用時，可

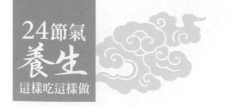

用人參一味煎湯，名獨參湯，具有益氣固脫之功效，年老體弱之人，長服此湯，可強身體。人參若切成飲片，可補益身體，防禦疾病，增強肌體抗病能力。

2.血虛者的補法：所謂血虛即是營養人體的物質不足，不能發揮濡養人體的作用，表現為不耐勞作、面色無華、蒼白、且易健忘、失眠、舌淡、脈細。血虛體質者當選龍眼肉進補。

龍眼肉性溫、味甘，《本經》謂其：「久服強魂聰明，輕身不老。」其功能補心脾，益氣血，清代大養生家曹庭棟在其所著《老老恆言》中，有龍眼肉粥，即龍眼肉15克、紅棗10克、粳米60克，一併煮粥，若能每日早晚服用一二碗，可「養心益智，通神明，安五臟，其效甚大」。

3.陰虛者的補法：所謂陰虛是指營養人體的血、津液、陰精皆不足，是血虛的進一步發展，其主要體徵是：形體消瘦，午時面色潮紅、口咽少津、心中時煩、手足心熱、少眠、便乾、尿黃、多喜冷飲、不喜過春夏，舌紅少苔、脈細數。陰虛體質者當選用枸杞子進補。

枸杞子性平，味甘，《本經》謂其：「久服堅筋骨，輕身不老。」《本草綱目》云：「枸杞子補精血，益腎氣。」近代研究，枸杞子含有甜菜鹼、胡蘿蔔素、硫胺、核黃素、煙酸、抗壞血酸、鈣、磷、鐵等成分，具有抑制脂肪在肝細胞內沉積、防止脂肪肝、促進肝細胞新生的作用。《太平聖惠方》載有枸杞粥，用枸杞子30克、粳米60克，煮粥食用，對中老年因肝腎陰虛之頭暈目眩、腰膝酸軟、久視昏暗及老年性糖尿病等，有一定效用。

4.陽虛者的補法：此系氣虛者的進一步發展，主要體徵是畏寒、

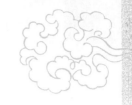

肢冷、倦怠，小便清長、大便時稀、舌淡胖、脈沉乏力，這種體質即是人們常說的「火力不足」，人體的新陳代謝功能低下。陽虛體質應用杜仲進補。

杜仲性溫、味甘，《本經》謂其：「補中，益精氣，堅筋骨，強志……久服輕身耐老。」本品具有補肝腎、強筋骨、安胎之功效。動物實驗證明，杜仲有鎮靜和降血壓作用。

冬季進補固然重要，但其他養生方法亦不可忽視，最好能與其他養生法結合起來，如節房事、避風寒、調飲食等，這樣有益於藥補的吸收、利用、相得益彰。

節令美食：橄欖

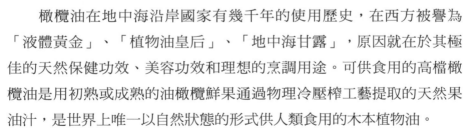

我國絕大多數水果都在夏秋季節收穫，橄欖是少數幾種在冬季成熟上市的。儘管是在隆冬，其果色仍然是青綠色的，故俗稱「青果」，有的也叫「白欖」。橄欖是常綠喬木，屬橄欖科，春夏開花，核果均為紡錘形。

橄欖油在地中海沿岸國家有幾千年的使用歷史，在西方被譽為「液體黃金」、「植物油皇后」、「地中海甘露」，原因就在於其極佳的天然保健功效、美容功效和理想的烹調用途。可供食用的高檔橄欖油是用初熟或成熟的油橄欖鮮果通過物理冷壓榨工藝提取的天然果油汁，是世界上唯一以自然狀態的形式供人類食用的木本植物油。

民間有「外行人吃橄欖，嚼一口吐出外」的俗語，是因鮮橄欖初入口味酸澀，但細經品嚼，卻會轉苦澀為清甜，且滿口生津，堪稱

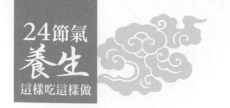

別具風味。鮮橄欖不僅風味獨特，營養價值也極高，每百克可食部分中，維生素C就有22毫克，又富含其他營養素，僅次於棗、柑橘、荔枝等水果。

橄欖還有一定的藥用價值。中醫認為，橄欖性味甘、酸、平，入脾、胃、肺經，有清熱解毒、利咽化痰、生津止渴、除煩醒酒、化刺除鯁之功。李時珍在《本草綱目》中稱其有「生津液、止煩渴、治咽喉疼」等功效，在中醫學上用為清肺利咽藥，主治咽喉腫痛。冬季氣候乾燥，嚼食鮮橄欖可潤喉、清熱、止渴、生津，好處多多。

青橄欖營養豐富，果肉內含蛋白質、碳水化合物、脂肪、維生素C及鈣、磷、鐵等礦物質，其中維生素C的含量是蘋果的十倍，梨、桃的五倍，含鈣量也很高，且易被人體吸收。冬春季節，每日嚼食2～3枚鮮橄欖，可防止上呼吸道感染。兒童經常食用，對骨骼的發育大有益處。

節令養生運動：滑冰

很多人認為，滑冰是從外國傳來的，事實上，早在八九百年以前，我國就已經有了滑冰運動。不過，那時不叫滑冰，而稱之為「冰嬉」。「冰嬉」包括速度滑冰、花樣滑冰及冰上雜技等多種項目。

《宋史》記載：皇帝「幸後苑，觀冰嬉」。這項「冰嬉」運動延續了幾個朝代經久不衰，到了清朝已經成了民間普遍的娛樂活動。滑冰是冬季最為適宜的運動項目，既能增強體質，提高肌體各功能，又能增強肌體代謝能力，產生熱量，抵禦寒冷，有益於調節情緒，恢復疲勞。

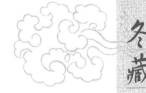
　　滑冰不僅能鍛鍊人體的平衡能力、協調能力及身體的柔韌性，同時還可增強人的心肺功能，提高有氧運動能力。它還能有效鍛鍊下肢力量，十分適合開車族，還有很好的減肥效果。對青少年來說，滑冰有助於孩子的小腦發育。

　　滑冰時，由於氣溫低，速度快，極易發生凍傷，因此滑冰時應注意幾點：

　　1.要做好準備活動，使身體發熱，各關節活動開。

　　2.握住腳趾前後左右搖動，用手搓熱耳、鼻、手背等裸露部位，然後再上冰。

　　3.鞋襪要合適，衣帽要保暖。鞋襪過於緊小會影響血液循環，使末梢血液受阻，易發生凍傷。

　　4.一旦發生凍傷要妥善處理，不要用火烘烤或熱敷凍傷部位。若腳與鞋襪凍在一起，不要用力拉拽，以免傷了皮膚。凍傷嚴重時應請醫生治療。

　　5.上冰時間不宜過長。時間過長易使一些部位凍麻，失去知覺，以致發生嚴重凍傷而未覺察。

妙方巧治本季常見病：高血壓

　　高血壓是一種以血壓持續升高為主要症狀的全身性慢性疾病，冬季是心腦血管疾病高發的季節。高血壓患者的血壓一般較平時高，由於氣溫下降，血管就會收縮，而裡面的血液並沒有減少，此時血管壁所受的壓力就要大一些，這就是冬天的血壓普遍比夏天要高的原因。另外，冬天由於寒冷，人們會多吃一些來禦寒，熱量和脂肪的攝入增

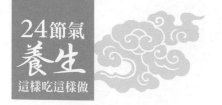
加,而戶外活動減少,加上口味比較重,吃的東西過鹹,都可造成血壓升高。以下妙方對高血壓病情有益,可減輕患者的痛苦。

海蜇皮炒豬瘦肉方

材料:海蜇皮500克,豬瘦肉150克,蔥30克,香菜莖50克,醬油、料酒、生薑各10克,鹽、味精、大豆油適量。

製法:海蜇皮洗淨,切絲入淨水浸泡,1個小時一換水,至無鹹味時撈起瀝乾水;豬瘦肉洗淨去雜切絲。鍋燒熱入油,油八成熱時入蔥、薑煸炒,入豬瘦肉再煸炒幾下,入醬油、料酒、精鹽,加水50克,炒豬瘦肉入味熟透,入海蜇皮翻炒2分鐘,入味精、香菜,再炒1分鐘,即成。

用法:食用。

主治:高血壓、便秘、關節腫痛。

蓮子銀耳山楂方

材料:蓮子、銀耳各100克,鮮山楂50克,白糖30克,柏子仁少許。

製法:將蓮子放入沸水中加1克食用鹼攪洗去皮,再以清水漂洗蓮子至鹼味盡去,撈出後將蓮子入開水中燙1分鐘;銀耳用溫水浸泡,漲發後洗淨掰成瓣;柏子仁洗淨,山楂洗淨去核。鍋內加清水1000毫升,水沸後入柏子仁煎煮10分鐘,再入蓮子,再煎煮10分鐘,入銀耳,煮3分鐘,再入山楂、白糖,2分鐘後起鍋,即成。

用法:一日一劑,食之,飲湯。

主治:高血壓、神經衰弱、心煩失眠多夢、年老體弱、冠心病。

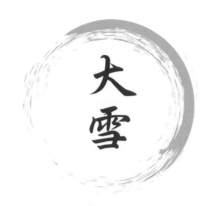

節令特點

「大雪」節氣在每年的12月7日或8日，其時視太陽到達黃經255°。《月令七十二候集解》說：「至此而雪盛也。」大雪的意思是天氣更冷，降雪的可能性比小雪時更大了，並不指降雪量一定很大。

大雪分為三候「一候鶡鴠不鳴；二候虎始交；三候荔挺出。」這是說此時因天氣寒冷，寒號鳥也不再鳴叫了；由於此時是陰氣最盛時期，正所謂盛極而衰，陽氣已有所萌動，所以老虎開始有求偶行為；「荔挺」為蘭草的一種，也感到陽氣的萌動而抽出新芽。

養生要領

從中醫養生學的角度看，大雪已到了「進補」的大好時節。說到進補，很多人只是狹義地去理解，認為所謂的「補」就是吃點營養價

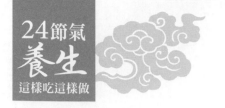
值高的食品，用點壯陽的補藥，其實，大雪養生大有學問。

養宜適度，所謂適度，就是要恰到好處，不可太過，不可不及。若過分謹慎，則會導致調養失度，不知所措。稍有勞作則怕耗氣傷神，稍有寒暑之異便閉門不出，食之唯恐肥甘厚膩而節食少餐，如此狀態，都因養之太過而受到約束，不但有損健康，更無法「盡終天年」。

另外，綜合調養要適中。有人把「補」當作養，於是飲食強調營養，食必進補；起居強調安逸，靜養唯一；此外，還以補益藥物為輔助。雖說食補、藥補、靜養都在養生範疇之中，但用之太過反而會影響健康。正如有些人食補太過會出現營養過剩，過分靜養、只逸不勞則會出現動靜失調，若藥補太過則會發生陰陽的偏盛偏衰，使肌體新陳代謝產生失調而事與願違。所以，在進行調養時應採取動靜結合、勞逸結合、形神共養、補瀉結合的方法。

節令衣著

嚴冬季節，出門戴手套，既保暖，又可保護手部皮膚。手套是男女老幼必備的禦寒用品，但在選戴手套時，不僅要根據不同的地區、不同的氣候，還要因人而異。手套要固定自己使用，不隨便亂戴別人手套，以免傳染皮膚病。小孩手小皮膚薄嫩，手套材料以柔軟的棉絨、絨線或者彈性尼龍織品為好；老年人皮膚比較乾燥，手套以輕軟的毛皮、棉絨、絨線為宜；多汗症的患者，冬天手部皮膚青紫，自覺濕冷，但手掌又易出汗，手套以選用棉織製品為宜，既保暖，又有良好的吸水性，且應經常洗換。對於患有手足皸裂的人，冬天皸裂加劇，由於手部天天需擦藥，最好是戴兩層手套，裡層手套宜用薄棉織

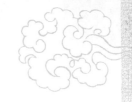

品，便於經常洗滌，以保持清潔。有少數人，對某種化學纖維有過敏病史，應該避免使用這種材料做的手套。在選購手套時，以戴時舒適、脫時方便為好。

冬天騎自行車戴的手套，不宜選用人造革、尼龍或過厚的材料，因為冬季人造革容易發硬；尼龍太滑、摩擦力小，騎車時容易滑手；材料過厚會使手指活動不便。

在天氣日漸寒冷的大雪時節，首先要根據氣候的變化增減衣物；其次，患有心腦血管病、關節炎、消化系統疾病的患者更要注意防寒保暖，還要記得戴頂帽子，配條圍巾，穿雙保暖鞋，才不失為防寒的最佳選擇。

俗話說：「寒從腳下起。」腳離心臟最遠，雙腳血液供應慢而少，皮下脂肪層較薄，保暖性較差，一旦受寒，會反射性地引起呼吸道黏膜毛細血管收縮，使抗病能力下降，導致上呼吸道感染，因此，要注意雙腳的保暖。

起居須知

大雪時節後，天氣越來越涼。俗話說：「風後暖，雪後寒。」伴隨著大雪而來的是溫度下降，摔傷、凍傷、感冒、交通事故等成為雪天影響健康的主要因素。雪天氣溫變化較大，較易誘發呼吸系統疾病、心腦血管疾病；也易摔傷，老年人摔傷以手腕、股骨等處骨折居多，年輕人則多是軟組織挫傷。從預防的角度看，老年人應減少戶外活動，出行最好由其他人攙扶。行人出行時則儘量放慢騎車或步行的速度，避免滑倒。

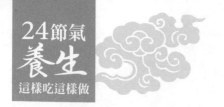
　　有些人因天冷怕寒，冬天睡覺時總愛多穿些衣服，其實這樣做很不利健康。因為人在睡眠時大腦、肌肉進入休息狀態，心臟跳動次數減少，肌肉的反射運動和緊張度減弱，中樞神經系統活動減慢，此時脫衣而眠，可很快消除疲勞，使身體的各器官都得到很好的休息。由於人體皮膚能分泌和散發出一些化學物質，若和衣而眠，無疑會妨礙皮膚的正常「呼吸」和汗液的蒸發。衣服對肌肉的壓迫和摩擦還會影響血液循環，造成體表熱量減少，即使蓋上較厚的被子，也會感到寒冷，因此，在寒冷的冬天不宜穿厚衣服睡覺。

節令養生食譜

　　大雪時節天寒地凍，其時養生的飲食方案如下。

皮蛋雞肉粥

材料：粳米250克，雞肉500克，皮蛋2個，薑、蔥、鹽等調味品適量。

做法：先將雞肉切成小塊，加水煲成濃汁，然後用適量濃汁與粳米同煮，待粥將熟時，放入切好的皮蛋和煮好的雞肉，加入適量調味品，即可。

適宜人群：適用於氣血虧虛，五臟虛損之納少、四肢乏力、身體羸瘦、產後乳少、虛弱頭暈、小便頻數、耳鳴、精少精冷等，還可用於肺、胃、大腸、小腸有熱之痢疾、便血、痔瘡、咽喉疼痛、便秘、肺熱咳嗽、牙痛，及輕度高血壓、動脈硬化者；還可用於醉酒不適者。

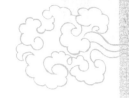

常食雞肉，有較好的補益之功，尤益於年老體弱、病後氣血虧損等一切衰弱病症。皮蛋又名松花蛋，其味辛香、甘有鹹味，性微寒。皮蛋不僅滋補營養，還可瀉肺熱、清腸火、醒酒、開胃、解煩渴、降血壓等，為冬季養生佳品；加上皮蛋同煮，味道更鮮美，滋補力更強。

山藥芝麻酥

材料：黑芝麻15克，鮮山藥300克，白糖120克，菜油500克（實耗70克）。

做法：黑芝麻洗淨，炒香；鮮山藥洗淨。淨鍋置火上，注入菜油，油溫燒至七成熱時，下山藥塊油炸，成外硬、中間酥軟，浮於油面時撈出待用。砂鍋置火上燒熱，用油滑鍋後，放入白糖，加水少量溶化，煉至糖汁成米黃色，倒入山藥塊，不停翻炒，使其外面包上一層糖漿，直至全部包牢，然後撒上黑芝麻，裝盤即成。

適宜人群：適用於脾虛少食乏力，肺虛咳喘，肝腎精血不足所致的眩暈、腰膝酸軟、鬚髮早白者。中老年經常食用能防癌，保健益壽。

黑芝麻有補肝腎、益精血、潤腸燥的作用，適用於肝腎精血不足的頭暈眼花、鬚髮早白等症及血虛津虧的便秘。二者合用，補而不滯，能抗癌，防衰老。

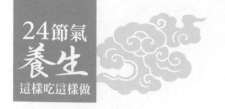
滋補原則

冬季屬水，通於腎，冬季養生以固精養腎為主。中醫認為冬季吃黑色食物可補腎，因為黑色食物中含有花青苷，這種物質具有強大的抗氧化作用，通過清除人體內的活性氧，久食有烏髮養顏、抗老防衰的功效，還可調節人體生理功能，促進腸胃消化與增強造血功能。

冬季氣候寒冷，陰盛陽衰，宜多吃黑色食品，可補養腎氣，抗嚴寒。黑色食品主要有：黑米、黑豆、黑芝麻、黑棗、黑木耳、黑桑葚、海帶、海參、紫菜、烏骨雞、烏賊、甲魚等。營養學家指出，食品的顏色與其營養關係極為密切。

隨著食品的天然顏色由淺變深，其營養成分也就越豐富。如黑豆、黑芝麻中的營養素可降低膽固醇，有助維護正常血液循環；黑木耳中豐富的鐵質可改善貧血怕冷症狀；海帶、紫菜、髮菜富含褐藻膠、碘、鈣等成分，有助軟化血管，改善血液循環及促進甲狀腺激素的合成與分泌，從而利於抗寒；黑米可開胃、益中補虛、健脾、暖肝、活血。冬季常吃這些具有補肝益腎功效的黑色食品，對冬季怕冷陽氣不足的體弱者、老年人、婦女、兒童格外有益。

節令養生須知：冬季穿衣忌兩頭緊

高領毛衣、長筒皮靴由於能有效抵禦冷風侵襲，成了不少人過冬衣物的首選，但是這些衣物緊緊地「捆」在身上，會對人體健康造成不良影響。醫生提醒說，冬天穿著切忌兩頭過緊。

一是穿衣忌衣領過高過緊。衣領過緊會使頸部血管受到壓迫，

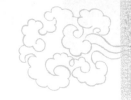

使輸送到腦部和眼部的營養物質減少，進而影響視力，也會影響頸椎的正常活動，容易導致頸椎病。有些穿高領衣服的人在轉頭時速度過快，會誘發心動過緩甚至心臟驟停以及低血壓，造成腦部血流減少和暫時中斷，嚴重者可出現暈厥、面色蒼白、神志不清。上述症狀一般會在幾秒鐘內消失並很快恢復正常，但也有可能使一些人在較長一段時間內不省人事。

　　二是靴腰過緊易得「皮靴病」。由於皮靴偏小穿著不適、靴腰過緊、靴跟過高等，會使足背和踝關節處的血管、神經受到長時間的擠壓，造成足部、踝部和小腿處的部分組織血液循環不良。同時，由於高筒皮靴透氣性差，行走後足部分泌的汗水無法及時揮發，會給厭氧菌、真菌造成良好的生長和繁殖環境，易患足癬、甲癬。為了避免高筒靴對人體造成危害，醫生建議穿著高筒皮靴的靴腰不宜過緊，要適時地脫掉皮靴或用熱水洗腳，以改善足部的血液循環，消除足部疲勞。

節令中藥養生：巧用名貴藥材進補

　　提起冬令進補，人們常說「補身三寶——人參、鹿茸和阿膠」，但究竟怎樣做才能最大限度地發揮名貴藥材的作用呢？

人參

　　適用於身體虛弱者、呼吸氣短者、走路氣急者、盜汗肢冷者、咽乾舌燥者、神疲乏力者、失眠多夢者、食欲不佳者及高血壓、冠心病、肝陽、肝腫瘤、慢性腎炎、心肌炎等患者；紅參補益脾胃，補氣補血補陽均可奏效，但陰虛火旺者和高血壓患者不宜服用，適用於畏

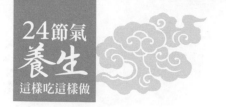

寒怕冷、手腳不暖、頭昏體倦、四肢乏力、關節酸軟、氣血不和、年老體衰和婦女貧血等；西洋參適宜人體肝火旺、口腔生熱瘡、陰虛陽亢、便乾尿赤等患者，可補陰生津，有降血壓、血脂、血糖等功效。

服法：

1.泡茶。將人參切薄片，放入杯中，每次1～2克，沖入沸水，蓋上杯蓋泡5分鐘左右，代茶飲，直至藥味消失，而後將人參渣嚼食。

2.沖粉。將人參烘乾研末，每次1～2克，如上法服食，或吞服，以溫水送下。

3.含化。將人參切為極細薄片，每日分數次放入口中，緩緩嚥下。

4.燉服。取人參10克，切薄片後與晶糖加適量水燉開，待晶糖溶化後，飲湯食參。

阿膠

又叫「驢皮膠」，被稱為「補血聖藥」，性味甘平，具有補血止血、滋陰潤肺等功能，適用於血虛引起的面黃憔悴、頭暈眼花、心煩失眠及婦女月經過多、妊娠出血（先兆流產）等。由於阿膠尚具有滋陰潤肺作用，故又能治療陰虛肺燥之乾咳無痰、痰少或痰中略帶血絲、咽喉乾燥、面部潮紅、潮熱盜汗、舌紅少苔或舌淡苔薄白等症。

服法：由於阿膠膏製法複雜，市面上有售專業加工而成的成品。可日服50～60克。

冬蟲夏草

一種獨產於青藏高原海拔3800公尺以上高寒地帶的既是蟲又是草（冬季是蟲、夏季是草）的獨特複合體。性味平溫、甘淡。古代醫

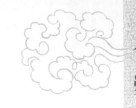

家說：蟲草補「三焦」，人的心肺為上焦，脾胃肝膽為中焦，腎生殖系統為下焦。現代醫學證明，蟲草對防癌、治癌、化療期中康復有奇效。且食用冬蟲夏草沒有禁忌，男女老少皆適宜。

服法：

1.取2支隔水燉或沸水泡服，代茶飲，到晚上連蟲草渣一起服下。

2.取6～8支燉老鴨，味道鮮美；也可燒肉、煲鯽魚湯。

鹿茸

鹿茸歷來是名貴滋補品，能增強免疫力，抗疾病抗衰老，老年人每年冬季適當服用可強壯身體、延年益壽；能補腎虛，益精血，強筋骨，用於腎陽不足、畏寒乏力、陽痿滑精、尿頻遺尿、女子不孕、產後虛弱等症。

服法：

1.每日劑量為0.5克，研末開水沖服。

2.切片含服。

3.冬季四肢冰涼者可用鹿茸蠟血片浸酒，飲鹿茸酒暖身。

4.男子壯陽，可將鹿茸蠟血片、海馬、海龍、高麗參一起浸酒，密封1日後可飲服。

節令美食：蘿蔔

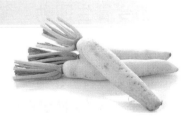

蘿蔔又名蘿白、萊菔，民間有「十月蘿蔔小人參」、「蘿蔔熟，醫生哭」、「蘿蔔上了街，藥鋪取招牌」、「冬吃蘿

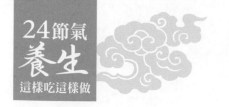

蔔夏吃薑，不勞醫生開藥方」等諺語。

生食種的蘿蔔，外形美觀，色澤鮮豔，表皮光滑，味甘質脆多汁，當冬季水果缺少時，生蘿蔔作為果品食用，能潤喉清嗓、降氣開胃。蘿蔔能幫助促進中老年人消化、吸收功能。中醫認為，蘿蔔味甘、辛，性涼，有下氣定喘、止咳化痰、消食除脹、利大小便和清熱解毒的功效，還能治療食積胸悶和消化不良。

蘿蔔其藥用價值在於營養成分豐富而均衡，它含有大量的葡萄糖、果糖、蔗糖、多種維生素、礦物質，其中維生素C的含量比梨和蘋果高出8～10倍。

冬季人們往往吃肉較多，吃肉則易生痰，易上火。在吃肉時搭配一點蘿蔔，或者做一些以蘿蔔為配料的菜，不但不會上火，更有很好的營養滋補作用。

蘿蔔也是很好的醒酒用品。白蘿蔔中澱粉酶的含量很高，能夠幫助消化，防止燒心和加快乙醛的排泄；所含維生素C，也可提高肝臟功能，促進乙醛分解。

此外，白蘿蔔中含有91.7％的水分，這些水分可稀釋酒精濃度。白蘿蔔性清涼，其氣味和口味也能起到一定的提神醒腦作用，繼而緩解酒精帶來的不適。

節令養生運動：冬泳

大雪到來之後氣溫非常低，寒冷地區的水面都結了厚厚的一層冰，但其實戶外的水溫要比室外的空氣溫度高一點，因此冬泳從理論上來說是不會把人凍壞的。

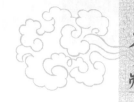

　　冬泳有明顯的強身健體、抗衰延壽作用。首先，能增強呼吸器官機能，減少或防止冬季易發的呼吸道疾病。水的密度比空氣大800倍，人在水中游時，要承受很大的壓力，呼吸肌要因此用力克服水的壓力，使呼吸加深，肺活量加大，從而增強對環境刺激的適應能力，可減少疾病發生。

　　游泳時，水對身體起按摩作用。初入水時，皮膚受涼，引起血管收縮反應，導致大量外周血液進入內臟。經過一段時間後，皮膚血管因水的按摩生熱而擴張開來，大量血液又從內臟流向身體表面。這一張一縮，猶如血管在「做操」，不但能增強血管彈性，還能使冠狀動脈血流量增加。

　　冬泳還能使血液中的脂肪酶增加，從而加速膽固醇分解，可降低膽固醇在血管壁上的沉積，防止和減輕老年人動脈硬化及其高血壓、心腦血管病的發生。因此，冬泳有助於改善全身血液循環。此外冬泳還可降低血糖、血液黏度。

　　冬泳對改善四肢血液循環和肌體新陳代謝有益，對減輕骨組織增生和肌肉酸痛、關節僵直、動作遲緩等老年病很有幫助。冬泳可提高抗寒力和免疫力。冬泳通過促進新陳代謝，從而提高和增強人體對寒冷的抵禦能力，這比加衣添被等外因來抗寒要好得多。這是一種內因，人體本能的提高，因而可預防外感引起的一系列疾病。冬泳還可使肌肉纖維增多變粗，肌力增強，從而提高動作的速度、耐力和靈敏性。

　　冬泳之前，尤其是中老年人，要認真體檢，有嚴重高血壓和心腦血管病的人應遵醫囑，不宜冬泳。冬泳前要認真進行足夠的熱身準備活動，並宜喝一杯熱開水。游泳時要量力而行，適可而止，循序漸進，並特別注意泳後感覺，以感到全身輕鬆愉快，精神振奮為標準。

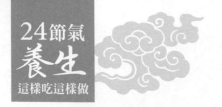

妙方巧治本季常見病：便秘

　　進入冬季，由於氣候乾燥、缺少運動，常吃火鍋和滋補類食品，纖維攝入相對較少，導致便秘發病率升高。長期便秘可加重痔瘡、肛裂，引起腹脹、食欲不振、頭暈失眠等症，還是急性心肌梗塞等惡性疾病的誘因。以下食療方對便秘有效，可緩解患者的壓力和痛苦。

雞肉燉松蘑

材料：雞肉、鮮松蘑各500克，料酒、精鹽各5克，醬油7克，蔥花、薑絲各10克，味精1克，植物油25克。

製法：雞肉洗淨切成塊，鮮松蘑洗淨去雜質。鍋燒熱，加入植物油，油八成熱時入雞肉、蔥花、薑絲、醬油、精鹽、料酒，翻炒幾下，雞肉色變黃白時加水1000毫升，水沸時入鮮松蘑，煮40分鐘後加入味精，即可。

用法：食用。

主治：便秘、糖尿病。

馬鈴薯方

材料：新鮮馬鈴薯、蜂蜜各適量。

製法：將馬鈴薯洗淨、切碎、搗汁，加入蜂蜜適量，每日早晨空腹食用。服食期間禁吃辛辣食品。

用法：每次兩湯匙，連用2～3周。

主治：習慣性便秘。

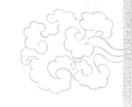
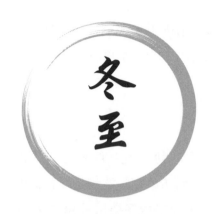

冬至

節令特點

　　每年西曆12月22日或23日，表示冬季的寒冷將要到來。此時處於太陽黃經270°，太陽直射南回歸線。太陽的輻射量和日照時數到達最低點。北半球白晝最短，夜晚最長，故又稱為日短至。冬至是一個非常重要的節氣，與夏至一樣是陰陽轉折時期，陰極而生陽。過了冬至，白天就會一天天變長。

　　冬至，是我國傳統節日，至今仍有不少地方有過冬至節的習俗。冬至俗稱「冬節」、「長至節」、「亞歲」等。早在2500多年前的春秋時期，我國已經用土圭觀測太陽測定出冬至來了，是24節氣中最早制訂出的一個。

　　冬至三候為「一候蚯蚓結；二候麋角解；三候水泉動。」傳說蚯蚓是陰曲陽伸的生物，此時陽氣雖已生長，但陰氣仍十分強盛，所以土中的蚯蚓仍蜷縮著身體。麋與鹿同科，卻陰陽不同。古人認為麋的

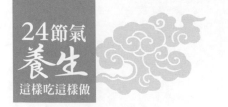

角朝後生，所以為陰，由於冬至陽生，所以麋感陰氣漸退而解角。由於陽氣初生，所以此時山中的泉水可流動且溫熱。

養生要領

從冬至開始，生命活動開始由盛轉衰，由動轉靜。此時科學養生有助於保證旺盛的精力而防早衰，達到延年益壽的目的。

在精神調養方面，要儘量保持精神暢達樂觀，不為瑣事勞神，不要強求名利、患得患失。合理用腦，有意識地發展心智，培養良好的性格；時刻保持快樂、平和的心態，在日常生活中發現生活樂趣。避免過度勞累，積勞成疾。根據自身情況，調整生活節律，利用各種機會進行適當運動。

冬至時節飲食宜多樣，穀、果、肉、蔬合理搭配，適當選用高鈣食品。食宜清淡，不宜吃濃濁、肥膩和過鹹食品。冬天陽氣日衰，脾喜溫惡冷，故宜食溫熱之品保護脾腎。吃飯時宜少緩，少量多餐，以保證所需營養又不傷脾胃。應注意「三多三少」，即蛋白質、維生素、纖維素多；糖類、脂肪、鹽少。

古聖先賢宣導冬季「欲不可縱」。唐代醫學家孫思邈認為：「男子貴在清心寡欲以養其精，女子應平心定志以養其血。」也就是男子以精為主，女子以血為用，要根據自身實際情況節制房事，不可因房事不節，勞倦內傷，損傷腎氣。嚴格而有規律地節制性生活，是健康長壽的必要保證。冬季更要養血固精。

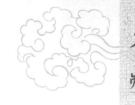

節令衣著

我們知道，當人體穿上衣服後，便處在一個溫度比室溫高，變化比室溫小的氣層裡。衣服不能減少人體熱量的散失，也不能保存人體中的熱量，衣服只是使身體周圍有一層溫暖的空氣，使身體向外的散熱暫時減慢。據測定，人體穿衣後，平均能保存由傳導和輻射而散發的全部熱量的三分之一。因此，在寒冷的冬季，注意衣服的保暖性，對於減少人體熱量的散發，禦寒保暖具有重要意義。

冬季的特點是寒冷，南方地區氣溫雖不會太低，但寒溫不定，且室內室外一樣冷，常有陰雨濃霧，空氣潮濕，因此人們早就養成了通過衣服來抵禦寒冷，尤其是老年人，體質普遍較差，自身活動能力及抗寒能力減弱。大多數老人自感冬季寒冷難耐，保暖成了頭等大事，穿著稍薄，就容易受涼感冒，從而繼發他病，因此老人選擇冬裝，第一原則就是要注重防寒保暖功能。

上了年紀的人，一般都有肌肉萎縮和動作乏力的現象，寬大鬆軟、穿脫方便也很重要。有關節炎、風濕病患者，可在貼近肩胛、膝蓋等關節部位用棉層或皮毛加厚。患有氣管炎、哮喘、胃潰瘍的人，最好再增加一件保暖性好的背心。

起居須知

冬至在養生學上是最重要的一個節氣，因為「冬至一陽生」。按八卦學說，此時為地雷複卦，卦象中上面五個陰爻，下面一個陽爻，象徵陽氣的初生。我國古時曾以冬至定為子月，即一年的開始。在一

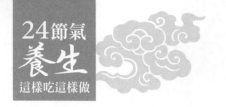
天十二時辰中，子時也是人體一陽初生的時間。

冬季要勤曬被褥，勤曬被褥有很多好處。首先，可避免潮濕。據科學家計算，每人每晝夜要從皮膚排出約1000毫升的汗水，每週也要從皮膚分泌出40～60克的油脂類物質。這些汗水和油脂在晚上睡覺時便沾到被褥上，時間久了，被褥中的潮濕之氣聚集，不易發散。經日光曝曬後，被褥會恢復乾爽，鋪蓋舒適而不使人受病。其次，被褥上的細菌和微生物在人體分泌的汗水及油脂中極易繁殖。陽光中的紫外線有強烈的殺菌消毒作用，可殺死各種細菌和微生物。用日光曬被褥是既可靠又經濟的滅菌法。再次，經日光曝曬後的被褥更加膨鬆、柔軟，因此曬後的被褥蓋上就會更加舒適。

冬季，人在睡眠期間因肌體抵抗力和對寒冷環境的適應能力降低，很容易患感冒及引起中風等症狀，穿上睡衣能預防疾病、保護身體健康。由於睡衣寬鬆肥大，有利於肌肉放鬆和心臟排血，可使人得到充分的休息。穿睡衣以無拘無束、寬柔自如為宜。因為睡衣直接與肌膚接觸，因此不宜穿化纖製品，面料以自然織物為佳，如透氣吸潮性能良好的棉布、針織布，柔軟的絲質料子。

節令養生食譜

冬至時節寒冷到來，其時養生的飲食方案如下。

當歸首烏雞湯

材料：雞肉300克，首烏、當歸、枸杞各15克，薑、蔥、鹽等調味品適量。

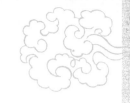

做法：將雞肉切成小塊，與首烏、當歸、枸杞、生薑加水同煮，先用大火，煮開後，改文火慢煮1～2小時左右，加入調味品即可。

適宜人群：適用於血虛之月經不調、痛經、閉經、頭暈目眩，腹中冷痛、產後虛寒腹痛、創傷疼痛、癥瘕瘡瘍、風濕痛，及肝腎不足引起的頭暈耳鳴、失眠健忘、頭髮早白、遺精、帶下等症。還適用於貧血、動脈硬化、高脂血症、神經衰弱、便秘及久病體虛血虛之人。也可用於腸燥便秘、產後便秘者。

禁忌：泄瀉者忌用。本品滋膩，故腹脹滿、濕痰重者忌用。本品也不可與蘿蔔、蔥、蒜、豬肉、羊肉等同食。

當歸甘溫補血通經，辛散溫通而活血止痛，質潤可潤腸通便。何首烏強壯神經，治療神經衰弱，還可強心，助血液生長，還可解毒止癢，治療皮膚瘙癢。枸杞子補養肝腎。三者配伍，與雞肉同煮食，溫補之力強，最適於肝血虛之人服用。

 ## 粟米龍眼粥

材料：粟米100克，粳米50克，龍眼肉15克，白糖適量。

做法：將粳米淘洗乾淨，放入鍋內，將粟米去殼，淘洗乾淨入鍋，加入龍眼肉，加水適量，置武火上燒沸，再用文火熬熟，加入白糖攪勻即可。

適宜人群：適用於心腎精血不足、心悸、失眠、腰膝酸軟者。

禁忌：與杏仁同食，令人吐瀉。

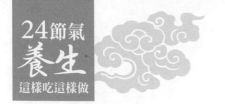
粟米味甘、鹹，性涼。入腎、脾、胃、手足太陰、少陰經。其功效於古書有載。《日用本草》說：「粟米粉解消毒，水攪服之；亦主熱腹痛，鼻衄，並水煮服之。」還說「和中益氣，止痢，治消渴，利小便，陳者更良」。《本草綱目》說：「煮粥食益丹田，補虛損，開腸胃。」可見，冬季以粟米龍眼粥為食，有補心腎、益腰膝的作用。

🍵 銀耳雞湯

材料： 銀耳10克，雞肉100克，鹽適量。

做法： 先將銀耳用清水泡軟，然後與雞肉加水同煮，大火煮開，改小火煮半小時，加入調味品，即可。

適宜人群： 適用於氣血虧虛，五臟虛損之納少、虛弱頭暈、小便頻數、耳鳴、四肢乏力、身體羸瘦、產後乳少、精少精冷者，大小腸有熱之痢疾、便血、痔瘡、咽喉疼痛、便秘、肺熱咳嗽、牙痛，及輕度高血壓、動脈硬化者。亦可用於醉酒不適者。還可用於咯血、乾咳、口乾渴、咽乾、肺胃陰虛之咳嗽、便秘及吐瀉所致之陰液虧虛者。

禁忌： 風寒咳嗽者忌食。雞肉性溫熱，陽盛體質之人慎食。

雞湯有較好的補益之功，尤益於年老體弱、病後氣血虧損等一切衰弱病症。銀耳為養陰潤燥之佳品，尤適於肺、胃陰虛之人，老幼皆宜，可常食。

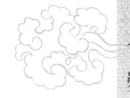

滋補原則

　　人的體質各異，其陰陽盛衰、寒熱虛實偏差相當大。因此，冬至時節飲食亦應因人而異，辨證施食。氣虛者應食人參、蓮肉、山藥、大棗等補氣之物；血虛者應食荔枝、黑木耳、甲魚、羊肝等；陽盛者宜食水果、蔬菜、苦瓜；血淤者宜多食桃仁、油菜、黑大豆等；痰濕者多食白蘿蔔、紫菜、海蜇、洋蔥、扁豆、白果等；氣鬱者多食佛手、柳丁、柑皮、蕎麥、茴香菜等；陰虛之人應多食芝麻、糯米等清淡食物；陽虛之人應多食韭菜、羊肉等。

　　飲食也應隨職業不同而有異。腦力勞動者平常應適當吃些健腦補腦的食品，如核桃、芝麻、蜂蜜、豆製品、松子、栗子等；不宜多吃糖和脂肪，否則易肥胖。

　　氣候寒冷影響人體的泌尿系統，排尿增多，隨尿排出的鈉、鉀、鈣等無機鹽也較多，因此應多吃含鉀、鈉、鈣等無機鹽的食物。可多吃蔬菜，適當增加動物內臟、瘦肉類、魚類、蛋類等食品，還可多吃甲魚、羊肉、桂圓、荔枝、核桃肉、木耳等食品。這些食品不但味道鮮美，而且能補充因冬季寒冷而消耗的熱量，還能益氣養血補虛，對身體虛弱的人尤為適宜。

　　冬季氣溫過低，人體為了保持一定的熱量，就必須增加體內糖、脂肪和蛋白質的分解，以產生更多能量，所以必須多吃富含糖、脂肪、蛋白質和維生素的食物。

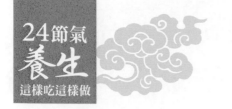

節令養生須知：防寒需從背足起

中醫學認為，背部是人體經脈中足太陽膀胱經循行的主要部位，而足太陽膀胱經主一身之表，好像「籬笆」一樣，起著防禦外邪侵入的作用。當風寒外邪侵入人體時，足太陽經往往首當其衝。所以背部保暖不好，風寒之邪極易通過背部侵入，直達與背部腧穴相關的臟腑和組織器官，損傷陽氣而致病，或使舊病復發、加重。

背部受涼除了能導致腰酸背痛，還可通過脊髓神經影響上下肢肌肉、關節及內臟，引起不適，甚至得病。因此，對老人、兒童和患有過敏性鼻炎、風濕病、慢性支氣管炎、胃及十二指腸潰瘍及心血管疾病的人來說，暖背尤為重要。其實背部保暖的方法很簡單，穿著一件貼身的棉（或鴨絨、或皮毛）背心就行了，睡覺時也要注意不要讓背部著涼。

俗話說，「寒從腳下起」，腳心離心臟最遠，足部皮下脂肪薄，保溫能力差，而腳掌與上呼吸道黏膜又有著密切的關係，一旦足部著了涼，容易引起上呼吸道黏膜內毛細血管的收縮，導致抗病能力降低，潛伏在鼻咽部的病菌、病毒乘虛而入，引起感冒、腹痛、腰腿痛、婦女痛經和泄瀉等症。足部的保暖方法很多，除了穿著保暖性能好的鞋襪外，平時還要注意多活動腳部。

冬天晚上睡覺前，用熱水（不低於45℃，60～70℃為宜）燙一燙腳，既能禦寒又能有效促進局部血液循環，增加腳的營養供給，保持皮膚柔軟，清除下肢的沉重感和全身疲勞。同時，熱水對大腦皮層也是一種良好的刺激，有利於睡眠。此外，如果所泡洗的熱水，改用中草藥甘草、芫花煎劑，可防止凍瘡；用茄杆連同根葉煎洗，可控制凍

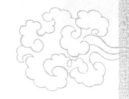

瘡發展；用煆牡蠣、大黃、地膚子、蛇床子煎洗，可治療足癬；用雞毛煎洗，可治頑固性膝踝關節麻木痙攣；用白果樹葉煎洗，可防止小兒腹瀉；用浮萍、麻黃煎洗，有利消退水腫。

節令中藥養生：適當冬補，培補陽氣

養生益壽：除了注意起居和調養精神外，冬補也很重要。冬補的方法有兩種：一是食補，二是藥補。冬補的藥物有：人參、阿膠、鹿茸等。人參補氣，對氣虛、體弱、四肢無力、過度疲勞、頭暈眼花、耳鳴等虛弱的人最為合適。阿膠是滋陰補血良藥，具有補血止血、滋陰潤燥的功能，適用於血虛眩暈、心悸失眠、虛勞咳嗽、便血等患者滋補調養。

培補陽氣：陽虛者，冬令常會流清涕，手足冰涼，易生凍瘡，小便清長，夜尿頻頻，大便稀薄，陽物不舉。這類人可食用熟附子、乾薑、人參、羊肉等。

預防冬令病：一些慢性病患者，每逢寒冬容易發作，如慢性支氣管炎，每年秋冬發作，咳嗽氣喘，還有凍瘡、尿多症等。這類病多為腎虧、陽虛外寒，可用溫藥和之，如熟附子、肉桂、海馬、人參、甘草、枸杞子等配合使用。

節令美食：餃子

冬至過節源於漢代，盛於唐宋，相沿至今。《清嘉錄》甚至有「冬至大如年」之說，這表明古人對冬至十分重視。人們認為冬至是

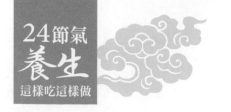
陰陽二氣的自然轉化，是上天賜予的福氣。漢朝以冬至為「冬節」，官府要舉行祝賀儀式稱為「賀冬」，例行放假。

諺語云：「十月一，冬至到，家家戶戶吃水餃。」冬至吃餃子這種習俗，是因紀念醫聖張仲景冬至捨藥留下的，是不忘醫聖張仲景「祛寒嬌耳湯」之恩。至今南陽仍有「冬至不端餃子碗，凍掉耳朵沒人管」的民謠。

張仲景是南陽稂東人，他著《傷寒雜病論》，集醫家之大成，被歷代醫者奉為經典。東漢時他曾任長沙太守，訪病施藥，大堂行醫，後毅然辭官回鄉，為鄉鄰治病。其返鄉之時，正是冬季，他看到白河兩岸鄉親面黃肌瘦，饑寒交迫，不少人的耳朵都凍爛了，便讓其弟子在南陽東關搭起醫棚，支起大鍋，在冬至那天捨「祛寒嬌耳湯」醫治凍瘡。

他把羊肉、辣椒和一些驅寒藥材放在鍋裡熬煮，然後將羊肉、藥物撈出來切碎，用麵包成耳朵樣的「嬌耳」，煮熟後，分給來求藥的人每人兩隻「嬌耳」，一大碗肉湯。人們吃了「嬌耳」，喝了「祛寒湯」，渾身暖和，兩耳發熱，凍傷的耳朵都治好了。後人學著「嬌耳」的樣子，包成食物，稱為「餃子」或「餛飩」。

節令養生運動：樓梯運動法

冬季遇上風雪天氣，戶外活動難以進行，人們可利用樓梯進行運動。據統計，爬樓梯時消耗的熱量比靜坐多10倍，比散步多4倍。循著6層樓的樓梯跑上2～3趟，相當於平地慢跑800～1500公尺的運動量。普通人用正常速度爬樓梯，每10分鐘約消耗921千焦熱量。

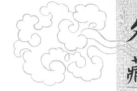

1.跑樓梯：先用30～60秒的原地跑作為準備活動，然後採用正常跑步的動作跑樓梯。腳步用力均勻，前腳掌著地。先跑上2～3層樓，往返2～3趟，逐漸跑上4～5層，往返2～3趟，每趟約2～3分鐘。跑樓梯運動量較爬樓梯大，每次時間為10～15分鐘，每趟間歇時間不超過1～2分鐘，跑不超過5趟。

2.跳臺階：屈膝下蹲，彎腰背手，在樓梯上按臺階逐級向上做「兔跳」。跳躍速度為每級0.5～1秒，運動時間不超過10分鐘。可逐級跳躍，每跳10～13級臺階後，轉身輕步走下樓梯，也可連續跳躍，即跳上4～5層再走下樓。這一練習對身體機能，特別是身體的協調能力要求較高，適合青少年。此外，還可採用單腳跳、單（雙）腳多級跳和走跑交替等形式進行。

3.爬樓梯：彎腰屈膝，抬高腳步，兩臂自然擺動，盡可能不抓扶手。每秒爬一級，連續爬4～5層樓，每次練習往返2～3趟，每趟之間可稍事休息一下。開始階段每次練5分鐘左右，待身體適應後，可加快速度，每秒兩級，並增加往返次數，時間為10分鐘左右。

需注意，運動前應活動腰、膝和踝關節，運動時應穿軟底鞋，動作要輕緩，運動量應逐漸加大，不要勉強做難度高的動作。樓梯要寬敞，光線明亮，空氣新鮮，不要在堆放物品的樓梯內運動。

妙方巧治本季常見病：潰瘍

潰瘍是胃及十二指腸潰瘍的統稱，是消化系統常見的疾病之一，據統計，人群中約10％～12％的人患過此病。冬季，由於寒冷的刺激，人體的植物神經功能發生紊亂，胃腸蠕動的正常規律被擾亂；人

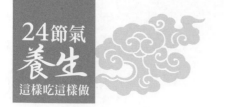

體新陳代謝增強，耗熱量增多，胃液及各種消化液分泌增多，食欲改善，食量增加，必然會加重胃腸功能負擔。氣溫下降可引起胃腸黏膜血管收縮，破壞胃腸黏膜的防禦屏障，對潰瘍的修復不利，還可導致新潰瘍出現。另外，冬季大多數人喜歡熱食，如吃火鍋、喝熱粥等，增加對胃黏膜的刺激，可促使潰瘍面擴大加深，使病情加重。如潰瘍損傷血管就會引起消化道出血。以下食療方對緩解潰瘍病情有益，可減輕患者的痛苦。

 金橘根方

材料：金橘根30克，豬肚150克。

製法：將盆栽金橘根洗淨，豬肚洗淨，切成條塊，加清水以文火燉煮至湯少汁濃，調入食鹽等調料，飲湯吃豬肚。

用法：每日一次。

主治：胃、十二指腸潰瘍。

 猴頭菇方

材料：猴頭菇乾品30克。

製法：將猴頭菇用水浸軟後，洗淨，入鍋加水500克，先用武火燒沸，再轉文火煎煮10分鐘，即成。

用法：食菇，飲湯，每日兩次。

主治：胃炎、胃潰瘍。

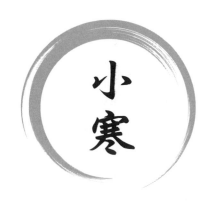

節令特點

　　每年1月5日或6日太陽到達黃經285°時為小寒。它與大寒、小暑、大暑及處暑一樣，都是表示氣溫冷暖變化的節氣。寒是寒冷的意思，表示冬季的寒冷已經開始，但還沒有到最冷的時候，因此稱小寒。「小寒」一過，就進入「出門冰上走」的三九天了。

　　小寒三候為「一候雁北鄉；二候鵲始巢；三候雉始雊。」古人認為候鳥中雁是順陰陽而遷移。此時陽氣已動，所以大雁開始向北遷移。當然，此時大雁還不會遷移至我國的最北方，只是已離開了南方最熱之地。此時北方到處可見到喜鵲，並且感覺到陽氣而開始築巢。第三候「雉雊」的「雊」為鳴叫的意思，雉在接近四九時會感陽氣的生長而鳴叫。

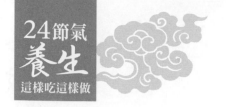

養生要領

小寒節氣已數九寒天，人們大補特補無可厚非，但進補不可無章無法，應本著「因人施膳」的原則，瞭解飲食宜忌的含義。唐代名醫孫思邈指出：「安生之本，必資於食……不知食宜者，不足以生存也……故食能排邪而安臟腑。」說明飲食對人體的作用。元代《飲食須知》強調：「飲食，以養生，而不知物性有相宜相忌，縱然雜進，輕則五內不和，重則立興禍患。」

自古就有「三九補一冬，來年無病痛」的說法。人們在經過了春、夏、秋近一年的消耗，臟腑的陰陽氣血會有所偏衰，合理進補可及時補充氣血津液，抵禦嚴寒侵襲，又能使來年少生疾病，從而達到事半功倍之養生目的。在冬令進補時應食補、藥補相結合，以溫補為宜。

小寒時節常用的補藥有人參、黃芪、阿膠、冬蟲夏草、首烏、枸杞、當歸等。食補要根據陰陽氣血的偏盛偏衰，結合食物之性來選擇。例如：羊肉、豬肉、雞肉、鴨肉、鱔魚、甲魚和海蝦等，其他食物如核桃仁、大棗、龍眼肉、芝麻、山藥、蓮子、百合、栗子等。適宜的膳食有山藥羊肉湯、素炒三絲、絲瓜番茄粥等，有補脾胃、溫腎陽、健脾化滯、化痰止咳的功效。

節令衣著

小寒幾乎是一年中最冷季節的開始。在應對嚴寒的時候，人們首先想到的是添加衣物，但往往身上穿得十分厚實而忽視了頭部的防寒，甚至把帽子視為無足輕重的東西。其實人的頭部和整個身體的熱

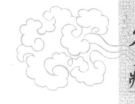

平衡有著密切的關係，所以有「冬天戴棉帽，如同穿棉襖」的說法。在寒冷的條件下，如果只是穿得很暖，而不戴帽子，體熱就會迅速地從頭部散去。這種熱散失所占的比例是相當大的。冬天在室外戴一頂帽子，即使是一頂較單薄的帽子，其防寒效果也是明顯的。

寒冬臘月，人們外出時往往喜歡戴上口罩。它既可預防上呼吸道疾病，又能抵禦寒冷，但是戴口罩要講究衛生，要不然反而弄巧成拙而招惹疾病。

戴口罩必須口鼻都遮著，不要露出鼻子，否則起不到戴口罩的作用。口罩只能單面使用，不要未經清洗又反過來再戴。兩面亂用，會將口罩外面的細菌、灰塵直接緊貼面部。口罩不用時，疊好放在清潔的袋子裡，不要隨便塞入口袋或皮包。應多備幾個口罩交替使用，每日換洗一次，不要連續用上幾天。清洗時，用開水燙幾分鐘，然後擰乾放在太陽下曬，具有殺菌作用。青少年和壯年人不提倡多戴口罩，應該常接受寒冷的考驗，使抗病能力增加，對健康有利。

起居須知

人體組織受到負輻射的作用之後，局部組織出現血液循環障礙，神經肌肉活動緩慢且不靈活。全身反應可表現為血壓升高、心跳加快、尿量增加、感覺寒冷。如果原先患有心腦血管疾病、胃腸道疾病、關節炎等病變，可能誘發腦出血、胃出血、心肌梗死、關節腫痛等負輻射綜合症。

在冬季，氣壓比較低，空氣中含氧量也相對減少。室內為了保溫，常將門窗封閉，導致通風不良。這就使室內的氧氣進一步減少，

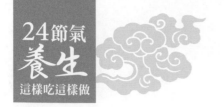

常使人感到壓抑、胸悶。還有很多人喜歡蒙頭睡覺，特別是冬季，由於氣溫低，有人喜歡將頭、臉、口、鼻全都埋進被子，在本來室內空氣條件有限的情況下，這樣做就更會造成氧氣不足了。蒙頭睡覺的害處，還在於被內通風不良，空氣惡濁，人體不能進行正常的氣體交換，使被內新鮮氧氣越來越少，二氧化碳越積越多，以致使人產生缺氧症狀，甚至使人易做噩夢，精神恐懼，突然驚醒；久之，還會引起神經衰弱等後遺症。

小寒時，要防止冷輻射對身體的傷害。具體措施是遠離過冷的牆壁和其他物體，睡覺時至少要離開牆壁50公分以上。如果牆壁與室內溫度相差超過5℃，牆壁常出現潮濕甚至有小水珠形成，此時可在牆壁前置放木板或塑料板，以阻斷和減輕負輻射，從而保護身體免受負輻射的損害。

節令養生食譜

小寒時節寒冷已經開始，其時養生的飲食方案如下。

枸杞羊肉粥

材料：枸杞葉250克，羊腎1個，羊肉100克，蔥白2支，粳米150克，細鹽少許。

做法：枸杞葉煎汁去渣，將新鮮羊腎剖洗乾淨，去內膜，切細；羊肉洗淨切碎；將羊腎、羊肉、蔥白、粳米、枸杞葉汁一起煮粥。粥成後加細鹽少許，稍煮即可。

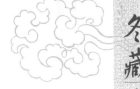

適宜人群：適宜於腎虛勞損、腰脊疼痛、腿腳痿弱、頭暈耳鳴、
聽力減退、陽氣衰敗所致陽痿、尿頻或遺尿者。有滋腎陽
，補腎氣，壯元陽之功效。

 豬肝粥

材料：大米200克，豬肝200克，食油、澱粉、鹽、薑等適量。

做法：豬肝洗淨切片，用油、鹽、薑、澱粉醃好待用。將大米洗
淨，加水煮粥，待粥將熟時，放入醃好的豬肝，再煮幾沸
，即可。

適宜人群：適用於視力減退、夜盲症、眼目昏花及氣血不足之貧
血、水腫者。

禁忌：腹瀉者少食。

豬肝所含維生素A較多，對於夜盲症有很好的防治效果。

 山藥粟米杏仁粥

材料：山藥100克，粟米250克，杏仁100克。

做法：杏仁炒熟，去皮尖，切成碎末，山藥切片，與粟米同放入
鍋中，加適量水，熬成粥，杏仁末與煮好的粥混合攪勻，
再煮熟，即成。

適宜人群：適用於脾肺不足之肺虛久咳，食少便溏及慢性支氣管
炎患者。

禁忌：忌過量服用，以免中毒。一旦中毒，可用杏樹皮煎水解毒。

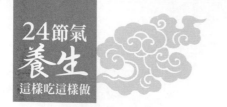
杏仁味苦，性溫，有小毒，歸肺、大腸經，故其可調肺、潤腸。《神農本草經》說其「主咳逆上氣雷鳴，喉痹，下氣，主乳金瘡，寒心奔豚」。《本草綱目》說：「杏仁能散能降，故解肌，散風，降氣，潤燥，清積，治傷損藥中用之。」此粥換粳米為粟米，取粟米除熱、解毒、和中之功。另外，杏仁含有苦杏仁甙、蛋白質、脂肪油及各種游離氨基酸。杏仁中所含苦杏仁甙經苦杏仁酶水解後產生氫氰酸和苯甲酸，微量的氫氰酸可抑制呼吸中樞而止咳平喘，但大量的氫氰酸有劇毒，且苯甲酸抑制胃蛋白酶，影響消化功能，故苦杏仁不可生食，須煮熟，其毒性大減後方可食用。

滋補原則

冬天是人體陽氣潛藏的時候，也就是說生理活動會因氣候寒冷而收斂，並將一定的能量貯存於體內，為「春生夏長」做準備。冬季寒冷，人體需要更多的熱量來維持生理活動，所以，冬季應增加熱量及各種營養素的攝取，以維持肌體所需，避免因營養不良、抗病能力降低而易感冒、氣喘復發等。冬季適合常吃的食品很多，比如核桃。核桃加薑服食，有鎮咳平喘、益智開胃的功效。核桃有長壽果之稱，能強腎補腦、通經脈、潤血脈、黑鬚髮，對病後虛弱、營養不良、神經衰弱、便秘、動脈硬化者有助其恢復健康的作用。

節令養生須知：小寒保暖一二三

小寒時節，人們要採取一些措施抵禦寒冷，保暖健身。下面的

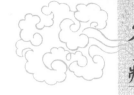

「一拍、二摩、三暖」可疏通經絡、活血化淤、改善血液循環和新陳代謝，從而達到禦寒保暖、祛病健身的目的，順利度過寒冬。

一拍

拍打足三里穴，以中等速度稍用力，每日早晚各拍打300下。接著稍用力分別拍打小腿各300下。然後，拍打膝蓋各300下。再就是左右轉膝各100下。最後左腿向前跨一步，雙手用力壓膝蓋，做100下，換右腿同法操作。

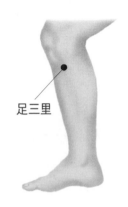

足三里

二摩

按摩湧泉穴：先用右手掌快速搓揉左腳心，然後用左手掌快速搓揉右腳心，搓到有熱感為佳。每天早晚搓揉100下。接著搓揉各腳趾100下。

湧泉

按揉氣沖穴：氣沖穴（大腿根內側）的下邊，有一根跳動的動脈。先按揉氣沖穴，後按揉動脈，一鬆一按，交替進行，一直按揉到腿腳有熱氣下流的感覺為止。此法俗稱「放血法」，對促進腿部血液循環很有益處。

根據「動則生陽」的觀點，通過按摩這兩個穴位，可加強對手腳的訓練，增強手腳的禦寒功能。

三暖

暖頭：人在靜止狀態下，當環境溫度為15℃，人從頭部散去占人體總產熱的1/3熱量，4℃時為1/2，-15℃時可達3/4。寒冷會使血管緊

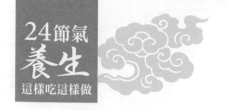
縮，全身肌肉緊張，引發頭痛、偏頭痛、傷風感冒、腸胃不適、失眠等症，寒天時戴一頂帽子能很好的保暖。

暖足：「寒從腳下起」，腳離心臟最遠，供血少，所以腳的溫度最低，腳受涼可引起人體上呼吸道毛細血管收縮，纖毛活動緩慢，人體抵抗力下降，極易誘發感冒、心腦血管病、氣管炎、行經腹痛，所以冬天時保暖的鞋襪不可少。

暖背：人背為督脈和足太陽膀胱經行之處。督脈為一身之陽經，太陽經在一身之表，風寒之邪氣入侵肌體，太陽經首當其衝。倘若背部保暖不好，風寒邪氣極易經過人體背部入侵，損傷人體陽氣而致病，或者舊病復發加重。對老慢支、氣管炎、哮喘、過敏性鼻炎、風濕病、胃及十二指腸潰瘍患者以及患有心腦血管病及高血壓的老人而言，背暖尤為重要。如冬日曬太陽，應多曬背部；或穿一件羽絨背心、皮背心，對暖背大有好處。

節令中藥養生：小寒進補先辨真偽

入冬以後，不少人會選購一些中藥材煎服、泡茶、浸酒或研粉來補益身體。但購買中藥材時要當心有的是以假充真的偽品，當心上當受騙。

中藥材的鑒別

看形狀：是指藥材的形態，如成品阿膠為長方形或方形塊狀。好的靈芝子實、肉厚、體柄短，外形呈傘狀，菌蓋圓形或腎形，其背部或底部用放大鏡觀察，能看到管孔部位。

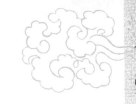

量大小：是指藥材的長短、粗細和厚薄。如蛤蟆油，它是蛙科動物中國林蛙雌性蛙的輸卵管經採製乾燥而成，其呈不規則塊狀，彎曲而重疊，長1.5～2公分、厚1.5～5毫米。

辨色澤：是指藥材的顏色和光澤。如紅參的顏色是紅棕色，野山參表面呈灰黃色，阿膠為棕色半透明體。野生靈芝為褐黑色，有光澤。

聞氣味：是指藥材具有的天然味道。黃芪有股豆腥味，當歸具有濃郁的香氣。口嘗人參片和西洋參片，都有微苦而甜的感覺。珍珠粉嗅之無異味，嘗之味淡、無甜感。

假冒中藥材

偽品阿膠：用牛皮或其他動物皮煎煮製成，如對光照射，色澤為渾濁的黑褐色，浸化後腥味特別強，烊化後有明顯的雜質。

偽品珍珠粉：有臭味、腥味或泥土味。

偽品蛤蟆油：較多為各種蛙類的雌性輸卵管，或以中華大蟾蜍的輸卵管為主。

偽品天麻：主要用紫茉莉根、大理花（菊）根、馬鈴薯等冒充。

偽品冬蟲夏草：用亞香棒蟲草、香棒蟲草、涼山蟲草、地蠶混淆，或用澱粉、黃豆粉，經模具壓製、染色加工後冒充。

偽品羚羊角：常用西藏黃羊角充當，近年也發現用模具採用塑膠原料製成。

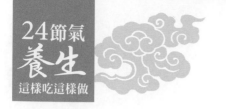
節令美食：臘八粥

農曆十二月初八，中國漢族地區佛教寺院煮以供佛的粥，叫「臘八粥」。臘八粥是一種在臘八節用多種食材熬製的粥，還叫做七寶五味粥。最早的臘八粥是用紅小豆來煮，後經演變，加之地方特色，逐漸豐富多彩起來。

從先秦起，臘八節都是用來祭祀祖先和神靈、祈求豐收和吉祥。據說，佛教創始人釋迦牟尼的成道之日也在十二月初八，因此臘八也是佛教徒的節日，稱為「佛成道節」。至今我國江南、東北、西北廣大地區人民仍保留著吃臘八粥的習俗，所用材料各有不同，多用糯米、紅豆、棗子、栗子、花生、白果、蓮子、百合等煮成甜粥，也有加入龍眼肉、蜜餞等同煮的。冬季吃一碗熱騰騰的臘八粥，既可口又營養，確實能增福增壽。

節令養生運動：跳繩

跳繩是一項經濟、簡便且很有效的健身運動。連續跳繩半小時所消耗的熱量，與游泳大致相同，很適宜在冬季進行。

跳繩時要注意：先將繩置於腳後跟處，由後向前跳出，腳掌落地後，改為上下彈跳。跳繩中應保持膝部彎曲，臀部放鬆，每次落點相同，節奏要平穩一致。跳繩前後可原地踏步，使全身肌肉舒展，能有助於跳前熱身，跳後降溫。每天可跳2～3次，每次10～15分鐘。

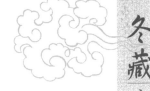

妙方巧治本季常見病：口腔潰瘍

口腔潰瘍是口腔黏膜疾病中常見的潰瘍性損害，好發於唇、頰、舌緣等部位，有週期性復發的特點，可分為實火和虛火兩種類型。實火型口腔潰瘍的臨床表現為：惡寒、發熱、頭痛、便秘、舌苔黃厚乾燥，偶可伴有頜下淋巴結腫大疼痛等；虛火型口腔潰瘍可無明顯全身症狀或有低熱，一些患者可伴有口燥、咽乾、手足心熱、失眠、多夢、舌苔剝落等。冬天氣候乾燥，容易引起人體生理的微妙變化，使肌體抵抗能力下降，會加重口腔潰瘍的發作。以下食療方對緩解口腔潰瘍有益，可減輕患者的疼痛感。

 ### 綠豆生地方

材料：綠豆60克，生地30克。
製法：綠豆、生地洗淨，水煎後去生地，食豆飲湯。
用法：每日一劑。
主治：口腔潰瘍。

 ### 冬瓜豆腐方

材料：冬瓜、豆腐各100克，枇杷葉10克。
製法：冬瓜、豆腐、枇杷葉洗淨，加水煎湯，去枇杷葉，吃冬瓜和豆腐，喝湯。
用法：每日兩次，連服3～5天。
主治：口腔潰瘍。

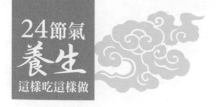
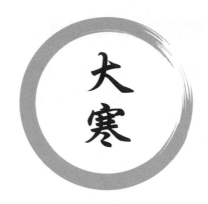

大寒

節令特點

　　每年1月20日前後，太陽到達黃經300°時為大寒。此時天氣寒冷至極，所以稱為大寒。大寒是一年中最後一個節氣，正處於四九和五九中。《授時通考 天時》引《三禮義宗》：「大寒為中者，上形於小寒，故謂之大……寒氣之逆極，故謂大寒。」這時寒潮南下頻繁，是我國大部份地區一年中最冷的時期。風大，低溫，地面積雪不化，呈現出冰天雪地、天寒地凍的嚴寒景象。

　　此節氣降水稀少，常有寒潮、大風天氣，氣候比較乾燥。大寒三候為「一候雞乳；二候征鳥厲疾；三候水澤腹堅。」這是說一到大寒節氣便可以孵小雞了；而鷹隼之類的征鳥，正處於捕食能力極強的狀態中，盤旋於空中到處尋找食物，以補充能量抵禦嚴寒；在一年的最後五天內，水域中的冰一直凍到水中央，並且此時冰凍得最結實，冰凍的尺寸也最厚。

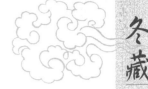

養生要領

古有「大寒大寒，防風禦寒，早喝人參黃芪酒，晚服杞菊地黃丸」之說。《靈樞 本神》曰：「智者之養神也，必順四時而適寒暑，和喜怒而安居處，節陰陽而調剛柔，如是辟邪不至，長生久視。」《呂氏春秋 盡數》提到：「天生陰陽寒暑燥濕，四時之化，萬物之變，莫不為利，莫不為害。聖人察陰陽之宜，辨萬物之利，以便生，故精神安乎形，而壽長焉。」就是說順應自然規律並非只能被動地適應，而可以採取積極主動的態度，首先要掌握自然界變化的規律，以防禦外邪侵襲。

大寒時草木凋零，冰凍蟲伏，是自然界萬物閉藏的季節，人體的陽氣也要潛藏於內。因此，冬季飲食養生的基本原則是要順應體內陽氣的潛藏，以斂陽護陰為根本。人體能量和熱量的總來源在於腎，就是人們常說的「火力」。「火力」旺，反映腎臟機能強，生命力也強；反之，生命力弱。冬季時節，腎臟機能正常，則可調節肌體適應嚴冬的變化，否則會使新陳代謝失調而發病。

由於陽氣的閉藏，人體新陳代謝水準相應較低，因而要依靠生命的原動力「腎」來發揮作用，以保證生命活動適應自然界變化。所以，冬季養生飲食之味宜減鹹而增苦，以養心氣。《養性延命錄》說：「冬常閉精勿施，夫天道，冬藏其陽，人能法之，故能長生。」認為冬季該實行絕欲，絕欲則精神氣血有餘，腎陽鞏固，身體強健。

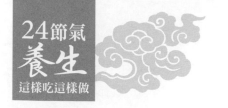

節令衣著

　　大寒時節天氣寒冷。由於北方冷空氣勢力強大，空氣乾燥，雨雪較少，大部分地區呈現出一種持續「晴冷」的態勢。有心腦血管病史的人在此節氣中尤其要注意保暖，早晚要少出門，避免感冒。早上應盡可能晚起，中午或下午可到戶外活動一個小時左右，外出時一定要加穿外套，最好戴上口罩、帽子、圍巾。

　　人的雙腳離心臟較遠，血液供應較少且慢，再加上腳的表面脂肪層比較薄，所以保溫能力較差。在寒冷的季節，如果雙腳過冷，就會使腳部血管收縮造成全身不舒服。當腳尖溫度下降2℃左右時，還會產生劇烈的痛覺。

　　在一般情況下，腳的皮溫最低，趾尖溫度有時只有25℃。腳與上呼吸道黏膜之間存在著密切的神經聯繫，一旦腳掌受了涼，可以反射性地導致呼吸道黏膜毛細血管收縮，纖毛擺動減慢，抵抗力明顯削弱。於是，原來潛伏在鼻咽部的病菌，大量繁殖，使人發生感冒或其他疾病。所以，保溫要先從腳開始，雙腳穿上較厚的鞋襪最保溫。

　　許多人為了使腳暖和，常常在鞋子的材料、厚度上較注意，而對鞋子的大小卻容易忽視。冬季穿過緊的鞋，腳上的皮膚、血管受到重壓後，使血液的正常循環受影響，而形成淤血和增多腳汗，並嚴重降低腳部的抗冷能力，變得容易受寒和發生凍傷，還易誘發感冒等其他疾病。

　　空氣是一種極好的隔熱保暖體，所以在冬季穿鞋切忌過緊，而應比其他季節稍大一些，使鞋子裡層的保暖材料和襪子保持蓬鬆狀態，能儲存較多的靜止空氣，這樣才會有良好的保暖效果；但如果鞋子過大，造成腳與鞋之間「漏風」，使腳上發出的熱量大量散失，鞋子的

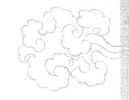

保暖肯定也不好。

內衣是直接接觸肌膚的貼身衣，應選吸濕性能好、透氣性強、輕盈柔軟、便於洗滌、穿著舒適、無污染、無毒害的純棉針織物為宜。尤其是老人，內衣不宜選合成纖維材質，因其可能會引起過敏、皮膚瘙癢等不適感。為保暖可選絨衫褲，它有厚實、柔軟、保溫的特點，有薄絨、厚絨、特絨三種可供選擇，老年人以後兩種為宜。

起居須知

冬季寒冷易使人患感冒、咳嗽等呼吸道疾病。而此節氣的天氣特點除了寒冷外，空氣也比較乾燥，白天的平均相對濕度一般低於50％，加之室內供暖，居室內的濕度常常只有30％左右，這種乾燥的氣候會加重呼吸道疾病的症狀。所以，注意保暖的同時，也要關注身邊的濕度。早晚要多開窗通氣（因早晚室外濕度相對較高），室內取暖時也要注意在地板上灑點水，或是晾一些濕毛巾之類的東西，以增加空氣濕度。

冬夜，許多人有了尿意，卻因為怕冷而賴到天亮才去上廁所，事實上這種憋尿的習慣對健康十分不利，因為長時間憋尿使含有細菌和有毒物質的尿液不能及時排出，容易引起膀胱炎、尿道炎、尿痛、尿血或溢尿等病症，嚴重時，尿路感染還會向上蔓延到腎臟，影響腎功能。憋尿還會引起生理和心理上的緊張，使高血壓患者血壓升高，冠心病患者出現心絞痛和心律失常等。美國科學家的研究報告顯示，有憋尿習慣者，患膀胱癌的可能性要比一般人高出3～5倍。因此，夜間有尿意時千萬不要強忍，這樣對睡眠品質也有不好的影響。

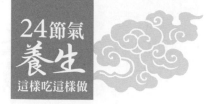

節令養生食譜

大寒時節天氣寒冷至極，其時養生飲食方案如下。

羊腎枸杞粥

材料：枸杞30克，粳米150克，羊腎1對，鹽、薑、蔥及調味品適量。

做法：將羊腎去脂膜，切片，加水煮成湯待用，另用一鍋放入粳米，加水煮粥，待粥將熟時，加入煮好的羊腎和羊腎湯、枸杞、鹽等調味品，再煮幾沸，即可。

適宜人群：適用於腎陰不足的陰血虧虛、腰痛、盜汗、消渴及肝腎不足的腰膝酸軟、陽痿早洩、遺精遺尿、尿頻、視物昏花、頭暈、耳鳴耳聾者。

禁忌：脾虛泄瀉者忌用。

羊肝胡蘿蔔粥

材料：胡蘿蔔100克，大米150克，羊肝150克，鹽、大蒜、薑、蔥、料酒等調味品適量。

做法：胡蘿蔔洗淨，切小塊，與大米加水同煮粥；將羊肝切成丁，用酒、薑、鹽醃幾分鐘，在炒鍋內放入食油，燒熱後爆炒蒜蓉，再倒入醃好的羊肝，大火炒至七分熟撈起，待粥將熟時倒入羊肝，再煮開，加入適量調味品調勻，即可。

適宜人群：適用於夜盲、視物模糊、目昏花、肝虛有熱之角膜炎等症，及食欲不振、消化不良、久痢久泄、貧血、血虛者，還適用於皮膚乾燥者及汞中毒者。

禁忌：羊肝不能與小豆、生椒、梅子同食。

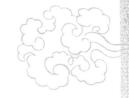

　　胡蘿蔔營養豐富，含多種人體必需的氨基酸，且可補氣生血、健胃消食，老幼皆宜。羊肝味甘、苦，性寒，入肝經。胡蘿蔔含有大量維生素A，可防治夜盲症和皮膚乾燥症，還有一定的防癌作用。羊肝的維生素A含量較高，故其明目效果好。羊肝還能養肝補血。

排骨湯

材料：豬排骨250克，熟豬油50克，味精、料酒、精鹽、蔥白、薑片各少許。

做法：豬排骨用清水洗淨，剁成長4.5公分、寬3公分的塊；炒鍋置旺火上，下豬油燒熱，將排骨下鍋乾炸10分鐘，待排骨呈灰白色時，加入精鹽、薑片略燒，起鍋。一次放足清水約450克，入排骨置旺火上煨兩小時，再加入味精、料酒、蔥白，移沙鍋在中火上，繼續煨半小時，即成。

適宜人群：滋陰強體，是適宜冬天食用的菜肴。

滋補原則

　　嚴寒天氣，人體的代謝相應減慢，皮膚的血管收縮，散熱少了，在飲食調配上就要增加一些厚味，如燉肉、火鍋等。牛肉、羊肉滋養臟腑、增加營養，是冬季滋補佳品。在調味品上可以選用一些辛辣食物，如辣椒、胡椒、薑、蒜等。綠色蔬菜當然也是不可缺少的。

　　冬季自古以來是人們最重視的進補時節，因為冬季天寒地凍，萬物伏藏。人與天地相應，各種功能活動也處於低潮期，此時最易感受寒邪。所以冬季食補應該順應自然，選擇食物注意益氣補陽及「血肉

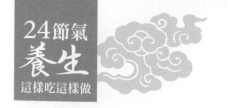
有情」之品，可增強肌體抗禦風寒和外邪的能力。

節令養生須知：大寒需注意生活誤區

大寒是冬季最寒冷的時候，一些有礙健康的生活習慣，常被一些人誤認是正確的，所以在生活上更要注意，以確保健康。

1.戴口罩防冷：鼻黏膜裡有豐富的血管和海綿狀血管網，血液循環十分旺盛，當冷空氣經鼻腔吸入肺部時，一般已接近體溫。人體的耐寒能力應通過訓練來增強，若依賴戴口罩防冷反而使人體變得嬌氣，更容易患感冒。

2.蒙頭睡覺：把頭蒙在被窩裡感覺上暖和一些，但被窩裡的氧氣會越來越少，二氧化碳和不潔氣體卻越積越多，故蒙頭大睡的人醒後會感到昏昏沉沉、疲乏無力。

3.熱水洗臉：冬天人的面部在冷空氣刺激下，汗腺、毛細血管呈收縮狀態，當遇上熱水時則迅速擴張，但熱量散發後，又恢復低溫時的狀態，毛細血管這樣一張一縮，容易使人的面部產生皺紋。

4.飲酒禦寒：飲酒後有渾身發熱的感覺，這是酒精促使人體散發原有熱能的結果。酒勁過後，因大批熱量散出體外，反而使人渾身起雞皮疙瘩，導致酒後寒。

5.手腳冷凍用火烤：冬天手腳長期暴露在外，血管收縮、血流量減少，此時如果馬上用火烘烤會使血管麻痺、失去收縮力，出現動脈淤血、毛細血管擴張、滲透性增強，局部性淤血，輕的形成凍瘡，重的造成組織壞死。所以，冷凍的手腳只能輕輕揉擦，使其慢慢恢復正常溫度。

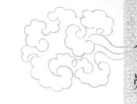

6.皮膚發癢用手抓：冬天因乾燥感到渾身發癢時，切不可用手抓搔，否則易抓破皮膚引起繼發感染。防治方法是多飲水、多吃些新鮮蔬菜、水果，少吃酸辣等刺激性強的食物，少飲烈性酒；勤洗澡，勤換內衣。瘙癢嚴重者，可服用藥物，也可塗些軟膏治療。

節令中藥養生：中藥內服有講究

使用方法對中藥能在多大程度上發揮療效有非常重要的影響。在日常生活中，經常能看到中成藥的藥品說明書上常有「送服」、「沖服」、「調服」，可見採用何種方式服用中藥馬虎不得。

大寒時節是一年中氣溫最低的時候，因此許多體質虛弱者需要進補。大寒時節進補常見內服方法有以下幾種。

1.沖服：人們在服用沖劑、糖漿劑、膏劑時，常需沖服，沖服就是將藥物用熱開水融化或呈混懸狀後服用。此外，人們在服用某些芳香或貴重中藥，如牛黃、麝香時也常需沖服。

2.調服：指將藥物用溫開水調成糊狀後服用，不能吞嚥的患者或小兒在服用散劑、丸劑、片劑時常採用此種方法。

3.含化：即將藥物含於口中，緩緩溶解，再慢慢嚥下。六神丸、草珊瑚含片、金嗓子喉寶等治療急慢性咽炎、扁桃體炎的中成藥常需含化。

4.送服：大部分內服中成藥需要用溫開水送服，俗稱吞服，為最常用的內服方法，大部分內服中成藥如片劑、丸劑、膠囊等均採用此法服用，其中，丸劑又分為蜜丸（大、小蜜丸，水蜜丸）、滴丸、水丸、濃縮丸等。小顆粒的丸劑服用時，只需溫開水送服，大蜜丸因丸大不能整

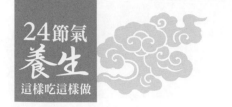
丸吞下，應嚼碎後或用洗淨的手掰開後再用溫開水送服。此外，部分中成藥為增強療效，可採用藥飲送服，如在服用藿香正氣丸或附子理中丸治療胃痛、嘔吐等症時，可用生薑煎湯送服，能增強藥物作用。

5.烊化：即將藥物用開水或黃酒加溫溶化後服用，膠質、黏性大且易溶的藥物，如阿膠、鹿角膠在服用時常需要烊化。

6.先煎、後下：除了上述這些內服方法外，人們看中醫時，有時也常看到中藥處方上寫著「先煎」、「後下」等字眼，先煎是對介殼類、礦石類藥物而言，這類藥物常見的有龜板、鱉甲、石決明、生牡蠣、生龍骨等，因其質地堅硬，有效成分難以煎出來，因此應該打碎先煎，煮沸約10～20分鐘後，再放入其他藥。

標有「後下」字樣的處方，通常含有氣味芳香的藥物，如薄荷、砂仁、豆蔻等，借其揮發油取效，宜在一般藥物即將煎好時放入此類藥，煎幾分鐘即可，以防其有效成分揮發。

7.另燉或另煎：除了以上所說的種種服用方法外，對於某些貴重藥物，為了儘量保存其有效成分，減少同時煎時被其他藥物吸收或流失，需要另燉或另煎。如某副藥方中有人參，應將人參切成小片，單獨加入加蓋盅內，隔水燉一段時間，然後方可與其他藥物共同服用。

節令美食：涮羊肉

大寒時候，北方進入嚴寒。有俗語說：「三九四九，棒打不走。」長期以來，生活在這種環境中的北方人想出了許多辦法抵禦嚴寒，涮羊肉就是一種既能抵抗寒冷，又暖身滋補的美食。

涮羊肉的歷史非常悠久，據傳元世祖忽必烈南下遠征，在人困

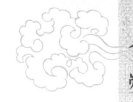

馬乏的時候，吃到水煮羊肉片，感覺味道極其鮮美。戰後，忽必烈又點了這道菜，廚師將羊肉切成均勻薄片，配上多種佐料，涮後鮮嫩可口，於是得名「涮羊肉」。

這只是一個傳說而已。《火鍋古今談》一文中提到，根據考證，內蒙古昭烏達出土的壁畫，其內容就是遼代初期的涮肉火鍋。火鍋前面放著一張方桌，上面放著盛配料的兩個盤子，還有兩盞酒杯，桌的左側用特製的鐵筒，盛以滿滿的羊肉塊。壁畫中三個契丹人圍著火鍋，席地而坐，有的在鍋中涮食羊肉。

北京涮羊肉是北方遊牧遺風加以研究進化形成的，歷史悠久，風味獨特，有鍋底久涮不淡，羊肉久涮不老不散的特點。好吃的涮羊肉原料用的是內蒙古的綿羊肉，只用其「上腦」、「小三岔」、「黃瓜條」等五個部位的肉，並剔去筋膜和骨底，經冷凍壓實，切成適度薄片，放在火鍋沸水中輕涮，再蘸取已備好的芝麻醬、腐乳、韭菜花、鹵蝦油等調味佐料食用，味道鮮美，讓人食欲大開。

節令養生運動：滑雪

滑雪是一項既優雅又刺激的運動。大寒時節室外溫度非常低，許多人因此對室外活動望而卻步，但如今滑雪卻得到了越來越多人的青睞，成為一種熱門的冬季戶外運動。

高山滑雪具有動感強、魅力大、驚險、優美、自如、可參與面廣的特點，故高山滑雪被人們視為滑雪運動的精華和象徵；而旅遊滑雪，因為是出於娛樂、健身的目的，受人為因素制約程度很輕，男女老幼均可在雪場上輕鬆、愉快地滑行，飽享滑雪運動的無窮樂趣。

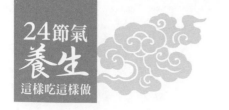

　　如果選擇的是高山滑雪，在來到雪場之後，首先應仔細瞭解滑雪場地的高度、寬度、長度、坡度以及走向。由於高山滑雪是一項高速運動，看來很遠的地方一眨眼就到了，滑雪者若不事先瞭解滑雪道的狀況，滑行中一旦出現意外，根本來不及做出反應。這一點初學者尤其要謹記。

　　要根據自己的程度選擇適合的滑雪道，切不可過高估計自己的能力，要循序漸進，最好能請一名滑雪教練。在滑行中如果對前方情況不明，或感覺滑雪器材有異常，應停下來檢查，切勿冒險。在結伴滑行時，相互間一定要拉開距離，切不可為追趕同伴而急速滑降，那樣很容易摔倒或與他人相撞，初學者很容易發生這種事故。

　　在中途休息時要停在滑雪道的邊上，不能停在陡坡下，並注意從上面滑下來的滑雪者。滑行中如果失控跌倒，應迅速降低重心，向後坐，不要隨意掙扎，可抬起四肢，屈身，任其向下滑動。要避免頭朝下，更要絕對避免翻滾。

妙方巧治本季常見病：急性腎炎

　　急性腎炎是急性腎小球腎炎的急性發作，多為鏈球菌感染後引起，多見於兒童及青少年，一般繼發於咽喉炎、扁桃體炎、猩紅熱、流行性腮腺炎、化膿性皮膚病等。其前驅感染後可有1～3周潛伏期，起病較急，主要臨床症狀有水腫、尿少、血尿、高血壓等。冬季是鏈球菌感染性疾病，如咽炎、上呼吸道感染、扁桃體炎的好發季節，因此冬季易發急性腎炎。以下妙方對緩解急性腎炎有益，可減輕患者的痛苦。

香菇方

材料：香菇、冰糖適量。

製法：將香菇水發、洗淨、去蒂，加冰糖共燉，溫服。

用法：每日一劑，連服10～15天。

主治：急、慢性腎炎。

冬瓜方

材料：冬瓜500克，紅小豆50克，大米100克。

製法：將冬瓜去皮去瓤，洗淨切塊，加水與紅小豆、大米共煮粥服食。每日一劑，分2～3次服完。

用法：每日一次。

主治：急性腎炎之浮腫尿少。慢性腎炎者忌服。

鳳梨白茅根石葦湯方

材料：鳳梨肉100克，鮮白茅根60克，石葦20克。

製法：上三味入鍋加水800毫升，煎煮30分鐘取藥液備用。

用法：一日一劑，一次150毫升，早晚分服。

主治：急性腎炎、尿路結石、尿道炎。

國家圖書館出版品預行編目資料

24節氣養生這樣吃這樣做 / 王強虎著. --
初版. -- 新北市：金塊文化, 2019.03
304 面 ;17 x 23公分. -- (實用生活；47)
ISBN 978-986-97045-4-0(平裝)
1.中醫 2.養生 3.節氣
413.21　　　　108002245

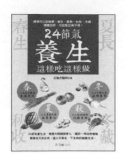

實用生活 47

24節氣養生這樣吃這樣做

金塊 文化

作　　　者：王強虎
發　行　人：王志強
總　編　輯：余素珠
美術編輯：JOHN平面設計工作室

出　版　社：金塊文化事業有限公司
地　　　址：新北市新莊區立信三街35巷2號12樓
電　　　話：02-2276-8940
傳　　　真：02-2276-3425
E - m a i l：nuggetsculture@yahoo.com.tw

匯款銀行：上海商業銀行 新莊分行（總行代號 011）
匯款帳號：25102000028053
戶　　　名：金塊文化事業有限公司

總　經　銷：創智文化有限公司
電　　　話：02-22683489
印　　　刷：大亞彩色印刷
初版一刷：2019年3月
定　　　價：新台幣300元

金塊●文化